北京针灸英才丛书

本项目获得北京市东城区优秀人才培养资助

澄 江
泛 舟

——澄江医派针法灸法传承创新实践录

吴中朝 著

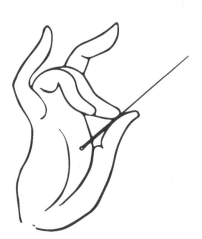

全国百佳图书出版单位

中国中医药出版社

·北 京·

图书在版编目（CIP）数据

澄江泛舟：澄江医派针法灸法传承创新实践录 / 吴中
朝著 . — 北京：中国中医药出版社，2024.1
（北京针灸英才丛书）
ISBN 978-7-5132-8498-1

Ⅰ . ①澄… Ⅱ . ①吴… Ⅲ . ①针灸疗法 Ⅳ . ① R245

中国国家版本馆 CIP 数据核字（2023）第 200069 号

中国中医药出版社出版

北京经济技术开发区科创十三街 31 号院二区 8 号楼
邮政编码 100176
传真 010-64405721
河北联合印务有限公司印刷
各地新华书店经销

开本 710×1000 1/16 印张 13.5 字数 211 千字
2024 年 1 月第 1 版 2024 年 1 月第 1 次印刷
书号 ISBN 978-7-5132-8498-1

定价 59.00 元
网址 www.cptcm.com

服 务 热 线 010-64405510
购 书 热 线 010-89535836
维 权 打 假 010-64405753

微信服务号 zgzyycbs
微商城网址 https://kdt.im/LIdUGr
官 方 微 博 http://e.weibo.com/cptcm
天猫旗舰店网址 https://zgzyycbs.tmall.com

如有印装质量问题请与本社出版部联系（010-64405510）

丛书序言

有着800年建都历史的北京，以其特殊的历史地位和厚重的文化积淀造就了众多针灸名家。王乐亭、胡荫培、高凤桐、叶清心、杨甲三、程莘农、贺普仁、田从豁……这些德高望重的前辈，成为北京近现代针灸学术的代表人物，他们的学术思想和精湛医术推动了北京地区针灸事业的发展，在北京地区针灸史上留下了浓墨重彩的一笔。随着老一辈针灸人的逝去，北京针灸界能否延续昔日的辉煌，针灸疗法能否在现代科技日新月异、医疗方法不断推陈出新的形势下继续保持自己的优势，占据新的制高点，成为摆在北京针灸界面前的一道必答题。

可喜的是，在北京针灸学会的大旗下，聚集着一批意志坚定、目标明确、胸怀大志、勇于创新的中坚力量，他们学历高、有传承、懂科研、善临床，怀承上启下之使命，持一丝不苟之态度，秉敢打硬仗之作风，肩负着医疗、科研、教学及管理的多重任务，在继承创新、开拓进取的考试中交出了一份份较为满意的答卷。他们是首都针灸界新的中流砥柱，是北京针灸学术发展的推动力量。近年来，北京针灸学会在继承创新上做了大量的工作，继组织编写了总结老一辈针灸人的学术思想和临床经验的《北京针灸名家丛书》之后，又组织编写介绍北京针灸中坚力量的《北京针灸英才丛书》，通过这些杰出英才的成才历程、学术思想、临证心得及诊疗经验，可以窥见他们的德、道、法、术、技之一斑，对于针灸人才的培养、针灸队伍的建设起到了引领示范作用，同时也可向全国针灸同人展示北京针灸界的学术水平和人才现状，令人欣慰。

本套丛书的每一册都独具特色，说明各位作者不仅有扎实的理论基础，还有着独特的学术风格，这也反映出北京针灸学术的海纳百川、包容并蓄和推陈出新。希望在本套丛书的引领启发下，北京针灸界涌现出更多的"英才""优才", 这对于北京针灸界乃至整个中医界都是一件大好事, 对于中医药更好地为广大人民群众的健康服务, 为社会主义建设服务, 对于早日建成小康社会大有裨益。

北京市中医管理局局长
北京中医药学会会长

2023 年 6 月 13 日

丛书前言

2010年，北京针灸学会的针灸名家学术经验继承工作委员会成立了《北京针灸名家丛书》编委会，旨在通过发掘整理老一代针灸名家的学术思想和临床技艺，展示他们的学术价值和影响力，从而推动北京地区乃至全国针灸学术的发展。经过多年的努力，这套丛书已经出版了近20册，取得了良好的社会效益。

鉴于该套丛书的成功，2019年9月，北京针灸学会和中国中医药出版社准备合作再推出一套《北京针灸英才丛书》。策划这套丛书立足于展示北京针灸界中坚力量的临证精华，以反映当今北京针灸的发展现状，推动北京针灸学术水平的提高和针灸事业的发展，并与《北京针灸名家丛书》形成前后呼应，以反映北京针灸临床的传承创新。本套丛书既是个人学术水平和临床诊疗能力的体现，也具有一定的示范引领作用。

与《北京针灸名家丛书》相比，本套丛书有如下特点：第一，本套丛书各分册均由医家本人亲自撰写，这些医家都是其所在单位的学术带头人或医疗骨干，且均为研究生导师，具有较高的理论水平和写作能力，能全面准确地阐述自己的学术观点和临床思路。第二，本套丛书的医家不仅具备较为扎实的传统医学功底，还具有一定的西医学理论知识，掌握一定的现代科技手段，因此本丛书的内容包含大量体现西医学知识和技术的创新观点及技术，更能体现时代特点。第三，由于本丛书医家大都学有师承，许多人是针灸名家的弟子，因此具有承上启下的优势。这使得本丛书不仅能够反映老一辈针灸名家的学术思想，而且有作者自己的心得体会，这对于北京针灸学术的传承和发展大有裨益。

北京的针灸事业不断发展，人才队伍不断壮大，俊才翘楚不断涌现，这也注定了本套丛书的编写非一日之力。我们在北京针灸学会的领导下，本着认真负责的态度，为入选的每位医家做好服务，保证将他们的学术思想和临床经验全面详细地展示出来，为北京针灸的发展贡献一份力量。

丛书编委会

2023 年 2 月 16 日

孙　序

　　辛丑年中秋佳节，《北京针灸英才丛书》编委会约请我审阅《澄江泛舟》一书样稿，本书记述了吴中朝教授习医之路、学术成长与临床经验等相关内容。

　　翻阅书稿，一股油墨清香，混合着空气中弥漫的八月桂花香，阵阵扑鼻而来，甚是沁人肺脾。正好窗外一轮圆月高悬，银色的月光洒进书斋，映衬着我桌前那橘黄色的小灯，显得那么柔和清新。

　　适逢中秋佳节，我一边品尝着芙蓉月饼，呷着菊花茶水，一边仔细阅读此稿。那一行行文字，一个个验案，使我神凝其中，沉思其里。爱书如爱徒，不忍释手；读稿如读人，不愿晤离。

　　与其说是审阅书稿，倒不如说是一份师徒缘分的回忆。那份思绪，似也融入于书，融入于时，融入于感，融入于情，恰如字中见，亦如行间游，一份见稿如约如晤，中秋佳节时分，师徒共游书中的那特别意义上的河谷山川，画卷图帧……

　　接此书稿，眼前一亮，见稿如晤。不知不觉，不禁使我回忆起我们师徒数十年的学术之缘之谊之情。也仿佛吴中朝教授始终如学生阶段那样求教求学，谦逊自然的情景。

　　我与吴中朝同学的缘分，那要从20世纪80年代说起。

　　那时我被聘任南京中医学院（现南京中医药大学，简称南中医）的教授与重点学科指导专家，与南中医的前辈邱茂良、肖少卿、杨长森、杨兆民等一批知名教授，以及负责院系管理工作的徐恒泽、王玲玲等教授，在学术上互商，在工作上互助，建立了良好的合作关系与深厚的个人友谊。那时，经常听到他们提及吴中朝的名字。后来我每次因工作去南中医，都有心留意，并加以接触。他总是那么勤奋工作，踏实上进，谦虚待人，给我留下了良好印象。

恰巧又有一机缘，使我们成为直接师生关系。

那是 1992 年，我与邱茂良老先生一起，作为南中医的博士生导师招收学生。因邱老年事已高，他与南中医皆要求我负主导之责。那年正好吴中朝同学报考，各门成绩皆优异，我与随行的博士招生组的老师皆对其考试与考核感到满意，并当即拍板将其录取。鉴于我在湖北中医学院(现湖北中医药大学)工作的时间更长的实际情况，于是，经研究决定将这样的人才带回我所在的湖北中医学院攻读学位，吴中朝同学也特别高兴，欣然同意随我前往湖北。可当我将正式决定告知南中医领导之时，不曾料想南中医校领导惜才，强调吴中朝同学已是教研室主任与大学重点培养对象，而应将其留在南中医校本部攻读博士学位。这样，我只能忍痛割爱，远程培养。

我与邱老商量好，邱老在基础与临床方面多予指导，我在科研思维与能力方面多予着力。从那以后，我们的联系更为紧密。差不多我的每次南京之行，都成了吴中朝同学汇报情况与我指导学习的专程。电话与通讯成了学术热点交流与我专题指导的很好途径。

吴中朝同学不负邱老与我的期望，攻读博士研究生的三年间，收获满满。此间，不但加深了我们的师生缘分，更重要的是我感到吴中朝同学有努力与刻苦、认真与严谨、传承与开拓等优点，并料定日后学术上会有更大发展。

他在南中医工作期间，就初露头角，曾被评为南京中医药大学首届十佳青年、优秀教师，并曾任第二临床医学院副院长等职。在科研上，数十年前的那个时期，他就旗开得胜，获江苏中医科技进步奖一等奖。

这些，都是他在中医前行的道路上，迈开的坚实的学术步伐。数十年来，他之所以能不断进取与成就，皆与他的踏实起步不无关系。虽然吴中朝同学总是说，这是导师指导的结果，但我认为，导师指导一个学生的学术于一时一段，真正的学术人生的漫长之路，是靠学生自己才能走实走远走高的。吴中朝同学就是这样的学生。

其后，吴中朝同学因工作需要，于 1997 年初调入中国中医科学院针灸研究所，以临床工作为主。我曾问过他，做一个忙忙碌碌的临床大夫，角色定位是否正确？他总是说，中医的生命在临床，临床有学问，我是在实现老师教诲的"在临床上生根，科研要在临床上发掘"的要求。果不其然，吴中朝教授植根临床数十年，理论与实践结合，从临床中提炼科研课题，从临证中聚集与发散思维，从南北荟萃、中西相融中丰富学术，从分析与解惑中形成特点。因此，他现已成为一个在国内外均有知名度的中医临床专家。

他做了较多临床科研，成了教授、博导，中央保健会诊专家，全国名中医，享受国务院政府特殊津贴，有国家中医药管理局设立的吴中朝全国名老中医药专家传承工作室。他作为专家参与国际标准制定、中医针灸申遗等重要工作。其学术在业界日渐知名。我作为吴中朝同学的博士生导师，每每为其学术的不断成长而感到欣慰。

吴中朝同学平素博采众长，开拓创新，低调为人，踏实做事，总是感恩于师，感恩于友，感恩于母校，感恩于中国中医科学院与针灸研究所，感恩于这个时代，这也许是他前行的动力与激励的源头，亦或许是他成就中医事业的主因之所在，他更像是扬起风帆在澄江学派的学术江河中尽情畅游。

吴中朝同学，这是我延续他学生时代的习惯称呼，他喜欢我称他为同学，是他学而不厌的表现，也体现了我们师生缘的绵长。

吴中朝同学倾情于中医针灸事业。数十年临床研究的耕耘，成就了文稿的丰富内容。字里行间，是一份学验俱丰的经历与医疗技术历久弥新的呈现，是一份对中医针灸坚守不渝的挚爱与甘做奉献的笔墨展示，更是一份理论应用与长期研究积累的知识与心血的荟萃！

《澄江泛舟》的样稿让我思绪飘远。澄江，指澄江学派，是由近现代中医针灸学家、教育家、临床家承淡安先生为首创立的学术流派，邱茂良老先生及南中医的老专家们，都是在澄江学派学术思想的熏陶及良好的学术氛围中成才成名成就的。我本人，也多从澄江学派的学术思想中得到启发。

吴中朝同学的书稿用《澄江泛舟》作为书名，其意义在于，既是对澄江学派学术思想的传承，也是对我与邱茂良学术思想的传承，更是对中医的传承。从中医针灸的古代创立，到历代医学应用，再追今日之创新发挥，似乎有一条脉络，那就是中医的传承。

书中有不少针灸技术内容，从针刺理论的挖掘，到针刺的瞬间给读者的想象，循而探之以针法析论、灸法新用，似乎与经脉相关的经络气血之运行与调节之机理带着我探寻其针其灸萌发的理论之根，溯源经典，那就是根于《黄帝内经》。中医绵延数千载的悠长历史长河的寂静的夜空下，皎月升起，星光璀璨，繁花点缀，银装似锦，万古闪烁！《黄帝内经》这棵根深叶茂的医树，字空寥廓，荫冠万顷，福泽于民。其医理之枝之子，数千年播撒栽植，开花繁衍，诞生了述理则医理纷呈，论法则道法无穷，呈技则技衍化演，话姿则针姿百态！而吴中朝同学的中医之术与针法灸法之技，则是在中医针灸理论阳光沐浴下，犹如我阅稿审稿写稿时窗前一株桂花之树，茁壮生长、开花溢香！

忆往时，数十年来，我的同辈们，在医祖们的庇护下，在理法方技术的熏陶下，在《黄帝内经》的殿堂中学习成长成材；述医史，几百年来，在浩如烟海的医典中，我的前辈们，在道法自然的春阳沐浴的时空里，也是在《黄帝内经》理论春雨滋润下成为良医贤哲；溯源流，几千年来，历代中医大医名家穷及医源，百舸争流，更是在《黄帝内经》奔腾不息的中医江河中舒臂鱼翔。

今之《澄江泛舟》一书，是吴中朝同学基于《黄帝内经》经典理论应用，治之于诸疾、效之于临床、验之于实践、循之于经络、付之于研究之力作！如果说，古今基于《黄帝内经》研习与临床应用，诞生了无数浩如烟海的佳作专著的话，那么，我的学生吴中朝教授的《澄江泛舟》，那别致真实的临证思维，那别有见地的个性理解，那别有效应的防治应用，那别具特色的针效实验，让人读来自然，思来清新，记来条理，述来平实，用来切合。

阅审书稿的此时此刻，《澄江泛舟》书稿中阐发经典的陈酿醇香、新印于纸背油墨的散逸淡香、作者的独特感悟匠心成篇的诚意溢香、混合着菊花茶茗的清雅幽香，与一起满盛及融入于书房斗室的桂花飘香，诸香并呈，香气合成，愈加怡人、沁人、醉人。吴中朝同学此书基于经典，效验临床，佐证研究，意在实用，具有很好的临床价值。

在前述内容的基础上，吴中朝同学还对疑难病症的证治思路进行分析与临床例证，使得内容更加深入、新颖、实用。

我细览书稿，本书有五个鲜明特色，即中医理论阐发特色、临证辨证论治特色、针灸技法应用特色、个人诊治体验特色、临床研究机理特色。

全书分为四个章节：第一章成长经历，第二章理论探赜，第三章临证心悟，第四章新奇特验案举隅。全书结构紧凑，内容丰满，层次分明，经典论述深入，中医理论切合，学术观点独到，章节架构合理，文字详略得当，书写流畅平实。

《澄江泛舟》一书，无论是从名医名家经验性、临床实用性，还是从中医针灸专业学术性来考量，都是一本融中医针灸专业性、学术性、实用性于一体的好书，值得推荐读用。

这里，既为我的学生吴中朝同学的此书点赞，亦为名医名家成长点赞，更为中医事业的传承创新与人才辈出点赞！

值此中秋丰收时节，幸阅样稿，览赏犹嘉，先睹为快，阅后欣然，乐为此叙，并作阅荐！

湖北中医药大学博导、教授

湖北中医药大学原副校长

全国名中医

中国针灸学会原副会长

2021 年中秋节　于湖北武汉

自　序

从正式开始学习中医算起，转眼之间已经过去了40多个年头。如果说，我走上中医之路既是一种偶然，也是有其动因的。回忆学习中医的过程，有一点做中医的体会。

少时需努力。古人有"不为良相，便为良医"之说，怎样才能成为良医？张仲景《伤寒杂病论·原序》中有云："勤求古训，博采众方。"如何才能勤求古训？除了用功之外，还需要有一定的古文功底和文学思维，这样才能加深对于中医经典的理解。而这离不开少时的努力，我从小就嗜书如命，初中之前，就已经读完了包括四大名著在内的多种书籍。废寝忘食、聚沙成塔式的读书学习，使我在领略古代文学作品的同时，也了解了许多医学人物，这些人物，在我幼小的心灵中留下了深刻的印象，为我后来立志医学打下了很好的精神层面与一些知识层面的基础。

接触大自然。少年时代与大自然的接触，后来的农村插队锻炼，使我学会了欣赏自然，学会了思考人生，感受到了人与自然和谐的愉悦，具备了将自然景色与自己心境相融的激情与情怀。这和我后来投身中医，学习中医，领悟中医，感悟天人相应，心悟道法有一脉相承的关系。一个中医人，必须具有独特的情怀，才能精勤不倦，积极向上，治病扶伤，乐于奉献。

坚定信念。在迷惑与迷茫中摸索前行，在理想和前途的憧憬中持之以恒地努力追求，坚信知识与科技的力量是未来社会发展的动力，坚信知识与未来相连。在坚定信念中进行独立的思考，不轻言放弃。这是一份责任感，是要为社会作出更多贡献的责任感。有了这份责任感，就会利用一切机会去感知、学习社会知识和实践知识。

持之以恒。一个人的成长不可能是一朝一夕，一蹴而就的，更不可能毕其功于一役。要在平常的生活实践、学习应用中思考与前行，要通过长期不断的摸索、积累、总结，方能形成自己独特的学习习惯、思维模式，提高自己的逻辑推理和归纳总结能力，形成自己的学术思想。

虽然在中医的道路上已经走过了40多个春秋，但我自认为即使到了80岁，也还是一个中医的新人，一个永远需要勤求博采、笃学力行、承古拓新之人！我愿业医精诚，不断学好中医，用好中医，做个好中医！

谨以此书，感获中医之识，感叹中医之深，感悟中医之真，感慨中医之奇，感恩中医之育。

吴中朝

2021年　国庆节

目　录

第四章　新奇特验案举隅

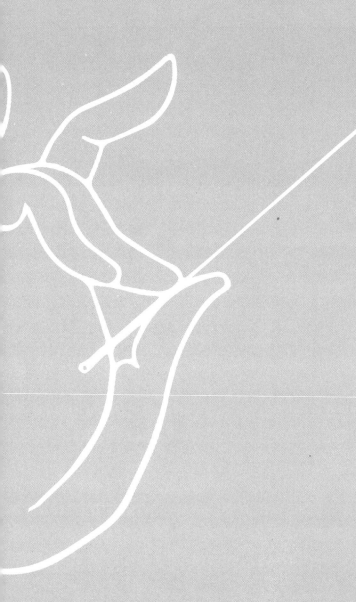

第一章

成长经历

一、学医初心

1. 家庭氛围，寄望传承中医

走上中医这条路，原因是多方面的。在我童年到成年那段时光里，时常听到大人们的反复讲解与叮咛，要学中医、看中医、爱中医、做中医。这也许是我对中医有一定印象的入门启蒙教育。虽那时对中医还不甚知晓，但"中医"这两个字已在我幼小的心灵里生了根。这里不能不说一下我与医学的渊源，听父辈们说，我的曾祖父那一代就是搞中药的。都说医药不分家，但由于社会的动荡、时代的变迁，到了祖父和父辈这一代，我家基本上已与医药无缘了。然而，家里人对于中医中药的热爱、学习的情结却有增无减。因此，家里人有一个愿望就是有人可以学医，续上医药这条弦，虽不能说是光宗耀祖，但也使祖业有所承袭吧。我是长子，从长辈们的眼神中读懂了他们的期盼。

另外还有一层原因，那就是家族中有人生病，因缺医少药而遭受痛苦。我母亲多次跟我说起，她年轻时生过一场大病，全身到处化脓起疱，持续发烧，年余不退，九死一生。旧社会的江苏里下河地区，水网密布，河湖纵横，出行不便。加上当时医疗资源十分匮乏，医生寥若晨星，十乡八镇也难找到一个诊所。再说，人们生活艰难，也多无钱求医。当时，是我的几个舅舅撑着小船，遍找好心人帮助，四处求医，最后母亲被一名中医治好了。据说，他治疗的方法既简单又原始，即用斗香点燃，再在斗香上插一支银钗，然后将烧红的银钗在全身各处脓肿上针刺并排脓。经过一阶段治疗，我母亲就渐渐好起来了。此段求医诊治的经历在我母亲及舅舅们心里留下了深深的印记，一致认为中医好，能治病。

20世纪70年代，家中发生了一件悲伤的事。我一个10岁的弟弟，因为突然感冒发烧，到诊所看病，医生说要打退热针。弟弟在打了一支安乃近退热针后，由于身体对西药解热镇痛剂安乃近注射液中化学成分敏感，导致急性再生障碍性贫血，抑制了骨髓造血功能，眼看着人很快就没了，全家人悲痛万分。弟弟的夭折，使得家人迫切希望家里能出一个医生，至少能为家人保健防病起点作用。假如能出一名中医，不动剪子不动刀地就把家人的病给治了则更好。若还能为别人服务，那更是家中积德行善之举。当时我也觉得，如果自己懂医理，会中医的话，家人可能就不会遭此横祸，也多少可以给他人带来帮助。这段经历增加了我对中医的向往。

2. 嗜书如命，初步了解中医

江苏自古以来就是一个人文荟萃之地。不知是地域人文环境的影响，还是莫名的兴趣所致，自小我就对文学颇感兴趣。

我从儿时开始，就有很强的自尊心，其主要表现在做事不甘人后。儿时上学，我对课本学习很感兴趣。对成绩，自己定的小目标是要力争上游。随着读书的增多，渐渐发现只学课本并不能完全满足我的求知欲。为了增长知识，我尽力去寻找各种各样的书籍来阅读。从小人书，到故事书，再到文学书、经典史学书等，大凡能找到的书，我都废寝忘食地学习。当时，能找到一本好书是一件不容易的事，也是一件十分快乐的事。为了得到一本小人书或故事文学书，常常走东家窜西家寻找，甚至跟随街头卖杂货的小商贩或卖糖挑子，用积攒下来的牙膏皮或奶奶小绺的一撮头发去换取。现在看来有点可笑的求读之事，但在那时却是做得特别认真，甚至瞒着大人将妈妈立夏给我煮熟的鸡蛋拿到商店里面去换来几分钱，积攒起来去买书。哪天一旦找到一本有趣的好书，总是要高兴几天，甚至一口气要看好多页。我自小喜爱看历史方面的书籍，大凡能涉猎的古典名著，我都喜欢阅读。尽管那时好书不好找，但我一听说哪个人家有好书，我便厚着脸皮去借，甚至抄阅。从这些中国历史书籍中，我渐渐地知道了不少名家，其中不乏历代名医名家。

上初中之前，我已经读完了包括文学四大名著在内的多种书籍。尽管有些内容是一知半解，但却给我童年的梦想插上文学色彩的翅膀。充满着春天丰富多彩景色般的各类书籍，就像是加油站和指路牌，使我不断从中得到前进的动力与方向，使我成了一个热爱文学的儿童与少年，催生着我心里不断成长的朦胧"中文"性质的幼苗。虽说这幼苗当时尚为稚嫩，但随着时光的流逝在苗壮生长，这为我后来学习中医以及医学生涯提供了很多的帮助，奠定了我的文学功底和中文基础。

正是在这些由浅入深、聚沙成塔式读书学习的习惯形成和在领略古代文学作品知识过程中，我知道了许多无所不能的古代的英雄人物或传世人物，其中还有不少医学人物。记得我在很小年龄就知道了黄帝、扁鹊、孙思邈、张仲景等古代医家的名字，这些名字在我幼小的心灵中留下了深刻的印象。通过向他们学习，为我后来立志医学打下了很好的精神层面与一些知识层面的基础。

3. 储备知识，志向走近中医

少年时期，由于父亲常年在外工作，很少回家，所有的学习都是我自己制订计划，自己完成作业，自己去上学，自己不断向更高的目标去迈进。这样，也就不知不觉地锻炼了我独立学习的能力，养成了较为严格的管理自己、约束自己的习惯。这种习惯对我后来中学、大学，以及研究生、博士生阶段一如既往地延续学习，进而规划自己学业、事业、人生起到了很好的作用。

记得小时候从家到学校有一段几华里的路程，春天要经过一片一望无际油菜花盛开的田园，我总是惦记着那油画般的风景，喜欢在那块田地里读书漫步。于是，我每天早早起床，吃完早饭，在天刚放亮之时，迎着晨曦，静静地钻进那无声无息，又让人心旷神怡的油菜花地里。高高的油菜花苗盖过我的头顶，早晨金色的阳光透过油菜花的缝隙，照射在我的脸上、身上，斑驳陆离，光幻迷人。静下心读书时，嗅着花的芳香，花瓣随风飘落在书本与身上，形成了一幅天然拼就的图案，充满着春意盎然的气息与田园诗情画意的色彩。对于已经开始思考未来，向往前程的一个少年的我，是多么富有感染力。也使我热爱自然、热爱生活、热爱读书，也更使我在那些独特的时光岁月里有了一份静思、深思、奇思与理想、遐想、梦想。

尽管小时候想入非非，然而有一条主线隐约在脑海中闪现，那就是如何"一技压身"，又能为家人、百姓、社会做一些事，想来想去，唯有当一名医生才能实现。说来也怪，尽管我小时读了不少书，知道了一些事，但对历代医家们的名字与事迹更是易于上心入记。书中读来的那些先贤们治病救人的种种事迹或故事，对我在某些医学文化层面上给予了励志与指向。

再后来，随着年龄的增长，我渐渐地认识到，要做一个医生，特别是要做好一个中医，各门知识都不能缺少，这些知识是学好中医的必备的文化基础。专业知识是多元综合的，光靠一点文学方面的浅识，不足以在长大后成为出色的人才。思来想去，这本来模糊隐约的线条，渐渐清晰明了起来，那就是立志做一名中医。中医是包含着多学科知识的科学，需要广泛知识架构才能学得好、用得好，因此我又认真地学习数、物、化及各门功课。中考时，我在我们那个地区以语文和数理化总评第一的成绩考取了高中。这或许是对我少年努力读书的一份奖励，也使我初悟知识之重要并感受到取得一定成绩之快乐。

4. 技欲压身，解疾有赖中医

家中大人们对我说，作为百姓中的一员，学会生活是最重要的。人要学点本事，最好要学一技之长以压身，平平安安地过健康日子。医生是个技术性的职业，无论男女老少、富贵贫穷，都对这个行业有着广泛的需求。吃五谷杂粮，哪有不生病的？就连帝王将相也会生病，更何况平民百姓，更要注意防病治病。

1974年我高中毕业。那时正值大学停招，无学可上的年代，自幼树立的远大理想徒成空想，无处生根，于是就有了将近四年时间去接受贫下中农再教育的经历。虽说这个过程有点艰苦，"锄禾日当午，汗滴禾下土"，"足蒸暑土气，背灼炎天光"，那特定年代的生活条件、住宿条件、学习条件很差，无尽地劳作也很累人，然而我并未因此而消沉、颓废，也没有随波逐流和耗费时光，没有染上抽烟喝酒的不良习气，更没有因为生活的艰辛和前途的渺茫而放弃自我、失去理想。相反，我目睹了劳动者的勤奋，深切感知了普通人的生活，亲身领略了劳动者的艰辛，特别见证了常人生病的窘态与痛苦，看到那些辛勤劳作的农民因为缺医少药，小病变成大病，急性病变成慢性病，甚至因病丧失了劳动能力。看到他们生活的艰辛，真心希望能为他们分担痛苦，虽做不成大事，至少可以做点好事。只有学医，学习中医，才能服务于他们，也才能更好地适应大众医问药的需求。

这段从社会实践中学习知识，提高能力的经历成了我人生中一份难得的磨炼和别样的财富，这对我后来在恢复高考后进入大学，在医学领域的实践中去思考各种临床问题、学术问题、科研问题，以及对我医学哲学思维、创新性思维培养与形成，是一个有益的锻炼与启示。

二、习医之路

1. 登堂入室，名校求学中医

机会终于来了，高考恢复了，我凭着较扎实的学习功底，以优异的成绩考取了南京中医学院（现南京中医药大学），实现了自己的学习与从业理想，也圆了家人及自己的中医梦。

南京中医学院（简称南中医），是有着中医盛名的历史老校，是近现代中医教育的摇篮，它培养了一大批新中国著名中医大家与中医人才，六朝古都给它以历史的传载，江南文化给它以丰厚的积淀，长江奔流给它以学术的灵动，巍峨钟山给它以厚德的承扬。当我跨进了我国现代中医药高等教育与人才培养摇篮的南京中医学院之时，就像一个干涸已久的田地突然遇到了春雨，多么渴望雨水的滋润。我尽情地在那不大的校园中呼吸着，胸中满浸着校园中弥漫的学术的空气，在这座积淀着中医传统文化的长河中自由畅游，汲取着丰富的知识营养。我废寝忘食地学习，每天天未亮就起床，除了必要的晨跑等体育锻炼以外，那明亮的教室中，浓密的树荫下，静谧的书馆里，巍峨的小山上，都成了我读医书、诵经典、背方剂、习文章、勤实践的课堂。那时的南京，夜晚时常停电，橘黄街灯的洒光处、人烟稀少的马路旁，也是学习的场所。那个时代的人，没有电视的诱惑，少有文艺活动，更没有校外打工分心之事，一门心思就是学习。在中医春风沐浴与春雨滋润之下，我在大学阶段积累了丰富的中医理论知识，打下了坚实的临床技能基础。经过刻苦攻读，大学的 5 年里，我各门功课成绩优秀。

2. 跟师名家，学做优良中医

"文革"后，南中医的一大批著名专家教授在离开教学岗位 10 多年后重拾教鞭，重上讲坛，他们以极大的热情来教育培养我们。前辈们的严谨学风，渊博知识，通过言传身教，感染着我。以近现代中医教育家、南中医老校长承淡安先生为首的老一辈中医大家们塑造的南中医人独特的校风、学风、研风、医风等，构建了澄江学派的学术体系，使虎踞龙盘的石城中洋溢着浓郁的中医药氛围，中医学术犹如仙女玉带绕城挥舞的长江一样奔流不息，巍峨的紫金山也似乎沐浴着中医药的学术阳光，秀丽挺拔，气势雄伟。

1983 年的夏天，我以优异成绩毕业并留校任教，成了一名南中医的大学老师。可是我报到的地点，不是中医系，而是新成立的针灸系。原来是 1982 年教育部要求有关大学建立针灸系，而我毕业后正赶上学校针灸系成立。当时我真不想去这个系，因为我中医理论与临床基础扎实，临床以处方用药为主，辨证施治得心应手，可以很快为患者服务，且可以很快出成绩。而我的针灸基础知识与临床技能显得单薄，需要重新学习充实。于是我又重新开始新的课程学习与学术钻研，以《黄帝内经素问》《灵枢》《针灸甲乙经》《针灸大成》《针灸聚英》等著作为蓝本，梳理与攻读古代针灸学著作。通过不断学习与钻研，在临床教学与临床诊治中，渐以能将中医系统理论与针药知识灵活应用，每有收获，并多受到学校与患者好评。这使得我信心倍增，更加注意将多科知识融合，充实提高自己，并不断总结提高临床分析与解决问题的水平，临证思维也很好地得以拓展。特别让我高兴的是，较之过去的纯中医方药之学习与应用，多了一个针灸治疗手段，治疗效果更好，使好更有底气，并初尝中医杂合以治的学术与价值。

其后，为了更好地学习中医针灸知识，提高自己的理论与专业学术水平，先后于 1986 年、1992 年攻读南中医硕士、博士学位。非常幸运的是，我在硕士、博士研究生阶段，遇到中医学术上很有造诣的导师。

硕士研究生阶段，导师是肖少卿教授。肖老师学术深厚，著作丰硕，为人谦和，治学刻苦，临证针药并用，独有特色，为我奠定了很好的专业学术基础。

博士研究生阶段，指导我学习的导师组由两位我国中医针灸界知名教授组成，一位是南京中医药大学的邱茂良教授，另一位是湖北中医药大学的孙国杰教授。记得邱茂良教授曾说，他在 70 多年的中医生涯中，最让他铭记的是两位老师，一位是传授他内科知识的温病学家张山雷先生，另一位是教授他针灸知识的承淡安先生。历史有时会有惊人的相似，而中医传承中也会有惊人的巧合，如今我也有了值得终生尊敬、感激与记忆的两位泰斗级导师，堪称幸事！他们既教我学术思想、导学术方向，更育我治学态度、培我学术根基。邱老师严肃，一丝不苟，对我有问必答，有错必纠，强调经典知识的学习，重视临床思维与临证能力的培养。孙老师亲如家长，关怀备至，循循善诱，启发为先，强调科研与现代知识的传授、科研方法的强化、科研与临床结合能力的培养，使我科研思路大为开阔，科研意识与水平得以提高。可以说我后来众多科研课题能够正确选题与顺利实施，并取得较好的科研业绩，正是得益于博士研究生阶段孙教授给我夯实的科研基础。

在我中医事业的过程中，还有一批足以为吾学、为吾助、为吾长、为吾行的好老师，多半是亦师亦友，如南中医的徐恒泽教授授我以经络、腧穴；杨长森教授授我以针灸典籍；杨兆民教授授我以刺灸方法；盛灿若教授授我以针灸治疗；王玲玲教授助我事业成长……各位在我中医事业前行道路上教导、扶持的老师，皆使我沐浴春阳，温暖感身；如久旱逢霖，滋润在心！使我在波澜壮阔的澄江学派中医浩渺江河中，尽情地击风破浪，舒展双臂，学会畅游，一往无前；在前辈的关怀下成长，学习、体会、领悟、传承与弘扬博大精深的中医理论及其独具特色的学术流派思想，在感受传统中医针灸基础上，又领略近现代中医针灸创新气息，和韵着针灸发展的脉律。

尽管我在南京中医药大学工作期间担任过第二临床医学院副院长，承担一定的临床、教学管理等工作，并主持相关江苏自然科学基金课题研究，收获过"十佳青年""优秀教师"、省级"中医药科技进步一等奖"、破格晋升为高级职称等，但我总是认为，这都是老师们的教导与同事、同仁们帮助之结果。数十年来，我一直怀着感恩的心，感谢曾经帮助过我事业的每一位老师与朋友。

3. 服务针院，发展建设中医

1997年初，我被调到中国中医研究院（现中国中医科学院）针灸研究所门诊（现中国中医科学院针灸医院，简称针院）从事临床工作。在这个针灸研究的国家队中，我感受到科学研究的浓厚学术氛围与科学精神，一批卓有成就的专家们不断鼓舞与激励我前行，也引导我从事临床诊疗与研究。在针院工作的20多年中，我将所学知识全面地应用于临床，热心为患者服务。以中医针灸为特色，融中医中药及多学科知识，杂合以治，对于疼痛性疾病、养生保健、脑病、男科病、老年病、代谢性疾病、疑难病症等广泛涉猎，获取了丰富的临床经验。并积极进行以临床为主的中医科研，主持相关研究项目，课题涉及世界卫生组织、世界妇女儿童基金会、国家自然科学基金、教育部、国家中医药管理局、中国中医科学院、针灸研究所等不同级别，并作为主研人员参与多项课题研究，分别获得不同级别的科研奖项。历任中国中医科学院针灸医院门诊部主任、副院长、常务副院长，针灸研究所副所长等职务。先后获国家卫生健康委、国家中医药管理局、中国中医科学院等部门以不同形式表彰，曾获评中国中医科学院优秀研究生导师，荣获中国中医科学院针灸研究所成立 60 周年有功人员奖励。

长期以来，为国内外学生进行了多学科、多层次的中医中药、中医针灸理论与临床教学，教学相长；进行国内外的访问与学术交流，不断开阔学术视野。中国中医科学院针灸研究所良好的学习与研究氛围，及与同行大家们的医业切磋学习，丰富了我的学术广度、厚度与深度。先后参与制定多项中医针灸国际与国内标准，并为中医针灸申遗做出了一定贡献。

2006 年起，被聘为中央保健会诊专家。2012 年 6 月，被评为全国第五批老中医药专家学术继承工作指导老师。2013 年，由国家中医药管理局批准，建立"全国名老中医吴中朝学术传承工作室"，并先后在北京及全国一些中医三级医院建立了分基地，为中医针灸更好地服务基层、服务百姓做出了贡献。

三、为医之道

1. 守正传承，法宗经典清源

中医医师临床，应当以"守正传承，固本清源"为第一要务，凸显中医理论特色，遵循中医思维特点，秉承《黄帝内经》《难经》《伤寒杂病论》等先师典籍之思想，宗经典，厚基础，法医道，得医术。例如，在遣方用药方面，先师张仲景所制桂枝加葛根汤、半夏厚朴汤、参苓白术散等经方是我临床常用方剂。针刺方面，短刺、合谷刺、恢刺、齐刺、扬刺等《黄帝内经》所载之刺法为我临床所常用。

澄江学派大师邱茂良教授为我的博士生导师，我继恩师澄江学派之衣钵，临床诊疗与先师一脉相承。在针刺顺序、手法、方向及得气技法上取法于邱茂良大师，并在继承基础上有所发挥。

2. 精思颖悟，机圆法活创新

临床不宜墨守成规，欲成苍生大医，须善于学习，精于思考，潜心钻研，勇于创新。我临床疗疾之刺法，多是在《灵枢·官针》所载刺法的基础上，汲取各个刺法之精髓，并对其进行融会衍化，发展成长针透刺法、多维合谷刺等，临床应用"简、便、效、验"。吸纳《内经》中《痹论》《经筋》《本神》《经脉》《刺节真邪》等诸篇思想，总结出诸如"腔窍理论""功能带理论""调筋解结""护阳散邪""本神化郁"等痹证诊疗理论，临床应用疗效颇佳。

3. 知常达变，大道至简效宏

临床诊疗患者，分对病、对证、对症、对人等多个层面，对病有常方、对证有常术、对症有常药、对人有常则。但因临床实际情况复杂，人体疾病多变，故在运用常方、常术、常药、常则的同时，亦强调对其进行适当变通，灵活应用，则由心出，法由势定，方由证动，药由症变。

大道至简，医术亦然，要达到临证之法可操作性、可复制性强，且疗效速久就要在病证诊断上衷中参西，层次分明，思路明确，才能准确性高，漏诊率低。遣方用药方面，所用之方多由经方名方发展而来，且遵循"有是证便用是方"的原则，针刺方面，根据经筋分布行针，根据经脉循行选穴，易于施行，疗效卓著。

4. 衷中参西，博采众长融通

临床证治要法于中、参于西，汲取历代诸家之所长。中医之河源远流长，在这一历史进程中，因中国地域分布、中医传承特点等原因，诞生了众多中医名家和流派。大医习业，当有海纳百川之胸襟，以提高临床疗效为要务。在病证实质探析方面，根于中医经典著述，融汇西医理念精华，对病证实质进行深刻剖析。在诊断、辨证方面，充分利用四诊信息的同时，参考西医各项检查指标，使痹证的诊断、辨证更加精准。针刺上，综合中医之经筋、经脉、脏腑理论和西医之神经、肌肉、筋膜思想，创制出腔窍、功能带等痹证诊疗理论以指导临床实践。

5. 多态合参，多因制宜拟法

临证注重多态合参、多因制宜。多态合参是指辨治患者时，应当综合考虑其体态、神态、脏腑、病邪、经筋、经络、年龄、性别等状态，从整体上对患者身体状态进行认识和干预。多因制宜是指治则、治法、遣方用药、选经布穴、择筋行针应当因天、因地、因人、因时而异。

6. 条分缕析，主次详略有致

临证思路要清晰。诊断方面，我所关注的影响因素虽多，但彼此之间界限清楚，分类清晰，主次有别。虽各影响因素对疾病诊疗的贡献度大小不同，但层次分明，易于操作学习。

临证十分注重对细节的把握，如脉象在区分二十四脉的基础上，尚有略弦、微弦、偏弦之别，充分利用患者可提供的信息。治疗方面，善于抓主证，主张有是证便用是方、刺是筋、布是穴，并对次证予以适当兼顾，在主方、主穴上进行适当加减配伍。

7. 事半功倍，整体多维施治

门诊环境复杂，就诊患者众多，故所能分配给每一位患者的时间是有限的。要在有限时间内尽可能多地收集信息，尤其是对疾病辨治贡献度大的信息，并对其充分利用。例如通过观察患者体态以测其体质、病位及经筋状况，问其病史以探其病势、病性、病因及既往治疗反应，查其舌脉以知其表里、寒热、脏腑等情况。在治疗方面，中医疗法有"牵一发而动全身"之效，应当深入认识疾病本质及其与理法方药术之间的联系。遣方用药、布穴行针时，常可遣一方调多脏，用一药可疗多症，选一穴可疗多经，行一针可动多维、透多穴。

8. 诸方同施，杂合以治显效

临床治疗患者，要针对其不同层次，采用多种方法行杂合以治。毫针刺、长针透刺、火针焠刺、刺络放血、中药口服、外洗、外敷以及艾灸、拔罐等治疗方法为历代医家所沿用，其效各有所长，可针对不同疾病人群灵活搭配使用。例如治痹证，会针对患者就诊时病机、病势、体质等情况和就诊时所处季节与地域特点，将上述治法交合融汇，杂合使用。

9. 临证诊疾，春风拂煦如亲

医者当秉承"大医精诚"之道，视患如亲，对其给予最大限度的尊重、理解、包容与体谅，如能若此，焉有医患不和之理？

要做到谦虚和善，幽默风趣。谦虚可得患者信任，和善可使患者摒弃顾虑，幽默风趣能缓解患者紧张情绪。与患者关系融洽，患者才能在交流时知无不言，言无不尽，因此可深入了解患者病情、病史及其家庭、工作环境，为干预治疗提供有利条件。

接诊患者时，对待患者要心地光明、儒雅缓和、关爱备至，并全面地为患者考虑，遣方用药、行针布穴力求"简、便、效、验"，最大限度地减轻患者经济负担。

除常规诊治外，应运用管理学方法，对患者心理状态、家族亲属、工作环境进行适当管控与疏导，以提高患者就诊积极性，保证诊疗效果。

四、业医一得

我在诊治痛证、代谢性疾病、老年病、脑病、疑难病症，以及养生保健等方面，思维独特，经验独到，治法丰富。善用中医中药、针药结合，针灸结合、内外治结合，并综合应用特殊针法、治法，疗效优势突出。曾受委派或受邀为多国首脑政要及我国驻外使节诊治。

1. 疼痛病症——"治痛六则"

临床常见痛证：头痛、颈肩腰腿痛、躯体痛等。

几十年来，我对于多种疼痛病症有较多研究。总结了有关疼痛病机及经穴证治规律，应用络脉瘀滞及经筋结滞等学说，就疼痛的血络、筋结点、病灶点、反应点等病理现象，结合现代筋膜、骨膜、肌腱膜链、激痛点、扳机点以及神经学、免疫学、结缔组织学、运动力学等理念，并侧重在中医经络学的经筋理论指导下，治痛必求其因，治痛必治其本，治痛必因人而异，治痛必灵活多变，根据不同病症提出了"以通治痛""以温治痛""以动治痛""以疏治痛""以养治痛""以调治痛"的六则。治法轻灵，效果显著。

在治痛方法学上，针对疼痛病设计、细化与应用多种独具特色的有效对症治法，即以火针温通、以刃针疏通、以巨刺动通、以毫针调通、以蟒针长通、以艾灸养通、以杂合效通的具体方法，并适当结合中药的内服外用，整体调治，标本兼顾，不断提高疼痛病治疗效果，解决疼痛病的疑难问题。

在疼痛病临床课题研究方面，提出了"久痛必郁，郁从痛解"观点，中标并实施国家自然科学基金研究项目。先后主持与参加有关疼痛病方面的各类课题近10项。先后发表有关疼痛病方面的研究学术论文数十篇。鉴于疼痛病及临床相关领域较好的研究成就，被推选为中国针灸学会经筋诊治专业委员会主任委员、中国民族医药学会艾灸分会会长、中国中药协会内外并治用药专业委员会主任委员。

作为项目主持人，制定世界卫生组织（WHO）《偏头痛针灸临床循证实践指南》一部，并作为国家标准发表与临床应用。

2. 代谢病症——"四三联法"

对于现代代谢性疾病，如高脂血症、高血压、肥胖病、痛风、脂肪肝等，创立"四三联法"，即三维针刺法、三才埋线法、三联调治法、三期辨治法，以及"特色三疏法"，即九宫疏经法、刺血疏导法、整体疏运等法。此项工作成绩突出，设有专科，并有专门网页介绍。

对于临床常见与代谢性疾病有关及机体功能失调的多种损容性疾病治法独特，经验颇丰，疗效显著。强调参照病情、病程、病部、病势诸项以治美损。如参照病程：短者，疏风清热丽容法；中者，理气疏调丽容法；长者，补泻兼施丽容法等。

3. 养生保健——"因期施调"

在养生保健方面，我对于亚健康、老年病、保健抗衰、疲劳综合征等有很好的研究成果与贡献。有多个省部级养生保健课题的研究经验。对于中老年的养生保健（临床见多种功能失调、疲劳综合征等）、延缓衰老及其后续的老年病防治，有较丰富的经验。

在衰老性疾病及过程的病机立论方面，我提出阳虚血瘀是老年衰老之本质的观点。提出青年防衰调气血、中年防衰调脾胃、老年防衰调脾肾的分期施调、保健延衰思路与方法。探索出一系列以药、以针、以灸、以食、以养保健延衰方法，验之临床，取得了很好的疗效。此方面的研究成果曾获省级一等奖。

4. 中医脑病——"四从理念"

临床常见中医脑病：脑中风、脑外伤后遗症、脑功能失调（精神神经异常）、脑发育不良及失眠等。

针对脑病复杂性、多变性、顽固性、复发性等特点，提出了从督治脑、从肾治脑、从脾治脑、从心治脑的系列治疗理念与方法，积累了较丰富的经验。

5. 疑难病症——"五个无定"

对于临床疑难病症，诸如术后调治、过敏性疾病、免疫性疾病、内分泌疾病等，病无定因，治无定症，方无定药，针无定术，灸无定法。对于多种疑难病症，因人因病因证因时而治，多获佳效。例如，针对疑难病原因多杂、病状多变、病理多层、病机多重、病程多长、治愈多难的特点，总结出一套立体、复合疗法，如针灸辨证施治，施以特殊针法、手法、灸法，并结合穴位敷贴、药物内服，外以熏蒸，配以坐浴、腔窍用药、温以通运等，多能祛顽消难，提高疗效。并将临证邪正概念与年龄、体质、脏腑有机综合考察，强调青年侧重于清利、疏运祛邪为主，以调肝气、调脾胃、调三焦、调经脉为先；中年多要祛邪与扶正并重，侧重于调气血、调三阴、调奇经为主；老年多要扶正以祛邪，侧重于调肝肾、调脾肾、补气血、温下元等。

五、传医一瞥

1. 海外传医

我作为国家中医药管理局中医科普巡讲专家，先后应邀出访数十个国家与地区出席学术活动、从事临床医疗等。多次受邀为国外政要及友好人士诊治疾病。为中医的国际传播与民众健康服务做了一些工作。

2000—2002年，本人受卫生部派遣，前往埃及金字塔国家医院做中医针灸临床教学与医疗工作。在此期间，为埃及学生系统讲授中医针灸课程，利用各种病例的实际诊治，提高他们对于中医理论的应用能力，使他们学会数十种疾病的中医处置与针灸操作，受到该国主管部门及我国驻外使馆、文化中心的好评。同时，为该国的社会各阶层人士进行中医临床诊疗，并为政要做中医保健与临床诊治，有力地促进了中医针灸在埃及与北非的影响，为推动中医针灸国际化进程做出贡献。

2018年7月，应尼日尔总统府的邀请，我受国家委派，作为"国医"前往非洲为尼日尔总统等政要进行保健医疗，并推动了在该国的中医药交流与应用。该国总统还特地于2018年8月底来京参加中非合作论坛峰会期间，率领该国政府代表团专门访问了中国中医科学院针灸研究所、中国中医科学院针灸医院，并对我特地作了回访，对我表示感谢，也从中反映出对于中医的认可与对我本人有关工作的赞赏。

2018年12月，我作为中国侨联组织的中医名家代表团成员，出访德国、比利时、荷兰等地，为当地的华人华侨和外国友好人士举办"亲情中华"中医养生保健讲座，并进行现场咨询、交流，宣讲中医养生知识，传播传统中医药文化。

2018年12月1日，我在法兰克福举办讲座，有位华侨刘女士患有椎管狭窄，常年痛苦，严重影响日常生活及工作，而且新近三个月已经腰腿酸痛几乎不能正常行走。请我诊治，我问清病情后，请刘女士到台前，在她的后腰膀胱经的膀胱俞、大肠俞和肾俞，督脉的腰俞、腰阳关和命门等处快速针刺两三遍。并指导了一套四节简易的腰部保健操，包括前倾后仰、左右侧弯、腹腰前后拍打和举手抬腿跳起来四个动作。不出 10 分钟，刘女士原来弯腰手指只能伸到膝盖，现在竟然可一下触及地板，神奇疗效引来全场鼓掌。

在 2018 年 12 月 3 日于比利时特姆塞市市政厅举办的中医养生讲座上，比利时著名画家丽芙·德君赫最近有些感冒。我现场为她施针。在体验完中医针灸之后，德君赫说："五针扎下去，（我）身上感觉很热，很快就觉得鼻子畅通了，好像感冒好了很多。"

2019 年，我受邀为摩洛哥王室、毛里求斯政要进行中医诊治。

近 30 年来，我还分别赴俄罗斯、哈萨克斯坦、瑞士、德国、美国等一些国家为其民众与政要进行中医诊治，宣传了中国文化，促进了中医针灸传播。

2. 申遗定标

中医中药是中华民族的宝贵文化财富，凝聚着中华民族几千年的健康养生理念及实践经验，为中华民族的繁衍昌盛和人类发展做出了巨大的贡献。中西医的关系不是相互对立，而是相互借鉴。中医未来的发展，应不断提升中医高层次人才的数量，并带动中医和中药共同走向世界，同时还需要推动建立中医自己的评价标准和体系。

在中医针灸申遗准备过程中，本人参与了文本起草工作，并参与了申遗要呈报的针灸技术操作的大量临床拍摄录像工作。2010 年，我作为中国政府的中医针灸申遗专家之一，远赴法国巴黎，为联合国教科文组织总部外交使团人员诊治疾病，借以宣传与展示中医针灸文化，同时为法国民众做了数场中医针灸文化讲座，为中医针灸成为世界非物质文化遗产做了大量有益工作。2010 年 11 月 16 日，这个原本普通的日子，一条来自肯尼亚首都内罗毕的消息，使这一天成为中医针灸历史上值得铭记的一天。联合国教科文组织保护非物质文化遗产政府间委员会第五次会议当日在内罗毕审议并通过，将我国的申报项目"中医针灸"列入"人类非物质文化遗产代表作名录"。"中医针灸"申遗成功，它不仅使数千年传承发展的中华文化的瑰宝——早已满载传奇的针刺和艾灸为更多世人所共享，也将为整个中医药事业的发展设定全新的历史坐标，更让我高兴的是，我也曾经为这一光辉历史时刻的到来做出过努力与贡献。2018 年 10 月 1 日，世界卫生组织首次将中医纳入其具有全球影响力的医学纲要。目前，世界 183 个国家地区已在应用中医针灸，30

多个国家已立法将中医针灸合法化，并列入了国家医疗保险体系。例如，中医传统针灸和推拿，已部分纳入德国医疗保险系统之中。

本人还是 ISO 中国中医专家组成员，参与了较多的中医标准的审定与评议。

本人主持或参与世界卫生组织、科技部、国家自然科学基金会、国家中医药管理局等的各类课题中，有中医针灸标准制定，如"国际标准《经穴定位》""腧穴定位国际标准""临床病症针灸治疗指南"等。其中，本人率团队经过十余年研究的世界卫生组织的"偏头痛针灸临床实践指南"与"哮喘针灸临床实践指南"，已成为行业重要标准之一，目前已更新数版，并由国家标准出版社分别出版中英文版并在国内外发行。

3. 课徒授业

我临床稍有闲暇，便会向弟子、学生传道授业。对于初学医或国外的中医爱好者，讲课以中医启蒙为主，将深奥难懂的中医理论用生动具体的临床现象进行说明解释，将初尝中医者引入国医殿堂之门。对有一定中医基础者，采用循循善诱的方式对其加以引导，使之对中医思想的认知逐渐加深，临床诊疗技能逐渐提高。

在长期的硕士、博士研究生及师带徒学生培养中，我的主要成绩可凝练为"五着重培养法"。

（1）学风培养，着重于医德

研究生、师带徒等学生学风如何，往往可影响着学生的一生。严谨的学风，有助于成长成才。对于一个中医临床专业的学生，其学风培养，最直接的、最主要的是体现在医风医德之中。要着重培养学生对患者有热心的门诊接待、良好的服务态度、周到细致的安排，急患者之所急，不厌其烦地解答，吃苦耐劳地工作等。在所培养的数十名研究生、师带徒学生当中，已陆续涌现出一批先进个人、优秀工作者，或为中国中医科学院青年名医等，或在其他领域中都能受到好评。

（2）知识培养，着重于基础

培养研究生时，首先十分注重基础理论知识的讲授。在基础知识之中，着重于经典中医理论、针灸理论及历代名医名家专著。其次，注重讲授与学科相关的现代科学知识，包括西医学知识、文献学知识、信息学等知识。不断加强学生知识面的拓展。经常创造各种机会，让学生参加国内外的学术会议、参观实验室、观摩学习等。

（3）医技培养，着重于思维

培养临床研究生、师带徒等学生时，传授一招一术，提高其医技水平固然重要，然而临床思维的训练应是更加重要。其中，临床整体思维、辨证思维、辨病思维、动态思维、层次思维、哲学思维等，才是医床技术水平提高的关键。特别是将中医针灸理论、西医学知识应用于临床诊治常见病、多发病及疑难病，做到举一反三，融会贯通，机圆法活，出神入化。因此，应用不同形式，如门诊病例精讲、临床疑难剖析、重点病症讨论、诊治得失总结、多种方案优选等，以培养学生良好的临床思维与较高的临床诊治水平。这些学生经过培养，基本都已成为所在用人单位中医针灸方面的医疗骨干、相关科室主任，甚至成为中医医院医务科或医院的主要领导。

对于外国学习中医的学生，通过大量的对于理论理解的比喻、通俗易懂的病案举例、既往国外的临床实践案例、设身处地的文化转换、双方基于医学心理的沟通交流、患者实际诊察与治疗的观察等手段，使他们学得快、理解透、记得住、用得上，加大学习中医针灸的兴趣与积极性，使其能从有别于西医临证思维的方法中感悟中医、热爱中医、相信中医、实践中医、传播中医。

（4）能力培养，着重于临床

我培养的研究生、师带徒学生是以临床方向为主，即使他们毕业后从事科研，也是以临床选题为主的科研，故对他们实际临床处置能力的要求、诊治水平的提高、操作技能的熟练，就显得尤为重要。因此，我始终将这些学生放在临床一线培养，基本每天都在临床授教，在每一例病例诊治与分析中提高他们的临证能力与水平。随着全国名老中医吴中朝工作室的建立，以及国内多地引进了本工作室的临床基地，使得这些学生更有机会随导师跨区域、跨专业、跨学派、跨时节、跨岗位等进行临床工作。对于不同地区的临床特点与诊疗习惯的体验、不同专业之间的横向对接、不同学术流派之间的学术交融、不同时节的中医特征与针药结合的时令特点、不同临床诊疗岗位角色转变及任用等，都从不同方面加强了学生着重于临床能力培养的努力。

（5）科研培养，着重于实用

对于临床学生的培养，科研思维与能力培养是非常重要的。但在科研定位上，注重从临床出发，以解决临床问题与中医诊治疾病机制为要点。注重培养研究生的临床科研能力。在科研选题与设计中，侧于临床应用，从临床中选题，从疑难病症中选题，从解决问题中选题。培养的学生分别中标国际标准化组织（ISO）、国家自然科学基金、科技部、国家中医药管理局、世针联、中国中医科学院基金等不同级别的课题，一些课题还获得科技奖项。通过课题的设计、组织与实施与成果申报，不但了解了科研思路与流程，更重要的是拓展了相关知识的广度，提炼了学科知识的要领，找出了需研究的重点与难点，形成了富有特色的研究方向，还培养了科研团队，使培养的学生初步成为中医临床科研的一支生力军。

因研究生培养工作努力与成绩显著，曾被中国中医科学院评为优秀研究生导师，荣获"一方优秀研究生导师"奖。

第二章

医理探赜

一、《足臂十一脉灸经》"皆灸某脉"对针灸治疗学的贡献

马王堆出土的《足臂十一脉灸经》是已知的我国最早的经脉学专书，也是最早的灸疗学著作。它的成书年代早于《黄帝内经》。目前诸多文章仅着眼于分析该书经脉、病候等，而尚未见从针灸治疗学角度探讨"皆灸某脉"内容的文章。《足臂十一脉灸经》在论述每条经脉的主病病候——"其病"之后有云"皆灸某脉"（脉在原书作"温"，指经脉。"温"与脉通，本文均以"脉"代之）。"皆灸某脉"的记载为后世针灸治疗学的产生及发展做出了巨大的贡献。

（一）反映了整体治疗的思想

在现有的文献当中，已知《足臂十一脉灸经》是最早提出灸治经脉的。它体现了中医的整体调治观。临床治疗，根据经脉及其所属脏腑病变的不同，在该经脉循行路线上灸治，不仅是灸治该经脉上的某一具体穴位，更重要的是重视经脉上所有腧穴的整体功能，发挥其协同效应。如此灸治经脉之法，给后世医家不无启迪。如《素问·缪刺论》对病邪侵袭体表从孙络、络脉、经脉深入到内脏，阴阳俱感，五脏乃伤之证，也是用"治其经"的方法治疗的。《灵枢·九针十二原》亦强调"通其经脉，调其血气"。《针灸大成·头不多灸策》还阐述了该法的机理："灸穴须按经取穴，其气易连而其病易除。"

因为经脉"内属于腑脏，外络于肢节"（《灵枢·海论》），把人体联系成一个有机整体。每条经脉都有各自的循行路线并属络于某脏腑。经脉与脏腑生理上密切联系、病理上互相影响。"皆灸某脉"正是依据这种关系而强调调治经脉之整体的。

因此，其后《内经》在此基础上明确提出了中医学的整体观（包括整体治疗观），成为中医学的基本特点之一。就针灸治疗学方面而言，今之临床已形成较为完整的治疗体系。针灸治病，就是要重视把握经脉与腧穴、局部与整体的关系。

（二）提供了诊"脉"辨证的范例

经络遍布周身，病邪可通过经络由表入里，脏腑病变也可通过经络反映于体表，针灸治疗之前，必须明确诊断，而诊"脉"是正确辨证施治的前提。

有人认为，《足臂十一脉灸经》中没有表现辨证论治思想，其实并非如此。我认为，《足臂十一脉灸经》是在对经脉及其所属脏腑发生的病理变化进行分析辨察、正确诊断之后，才采取"皆灸某脉"的治疗措施的。这一过程，就是辨证施治的过程。

证明"皆灸某脉"含有辨证施治思想的根据还有：《足臂十一脉灸经》记载了"脉"的主病病候，即每条经脉"其病"下的若干证候，如足太阳经脉"病足小指废，腨（腨）痛，郄（郄）○挛，雕痛，产寺（痔），要（腰）痛，夹（挟）脊痛，□痛，项痛，手痛，颜寒，产聋……"如此十一脉，每一脉主病病候都可说是诊"脉"辨证之结果。

以上足可说明，"皆灸某脉"虽然没有用文字直接写明"辨证施治"，但显而易见，其中已包含辨证施治的过程和内容。故可言之，早在《内经》之前，它就已为临床提供了诊"脉"辨证的范例。其后，《灵枢·九针十二原》就明确指出："凡将用针，必先诊脉，视气之剧易，乃可以治也。"《灵枢·官能》也说："察其所痛，左右上下，知其寒温，何经所在。"

可以推论，《内经》及后世历代医家相继创立的经络辨证、六经辨证、三焦辨证等辨证方法，与《足臂十一脉灸经》的"皆灸某脉"中包含的诊"脉"辨证的方法不无渊源。今天，在经络辨证方面，创立和总结了更多方法，如经穴按诊法、经穴电测定法、知热感度测定法等，以用来探测经穴的异常变化，供临床辨证施治参考。

（三）奠定了针灸处方配穴的理论基础

如上所述，"皆灸某脉"从治疗学角度对经脉循行、经脉辨证、经脉病候、经穴作用等理论作了高度概括，为后世的针灸处方配穴奠定了理论基础。

在本经上施灸治疗本经"其病"，本法实即示之，凡是经脉循行部位及其所属的脏腑疾病，用本经的穴位治之，即可获效。这是后人总结"经脉所通，主治所及"取穴施治方法的理论根据。循经取穴是针灸处方的基本规律。

至于后人确立近部取穴、远部取穴的选穴原则，抑或曾受之启发。因为"皆灸某脉"所灸治的本经上的穴位（也许当时腧穴尚未发现或明确划定，但并不影响其在人体存在），以躯干为中心，无不有远近之分、上下之别、左右之异，从配穴角度而言，当然也就包括了上下、远近、左右等配穴法。

（四）概括了针灸治病的原则

《足臂十一脉灸经》所载的各条经脉的主病病候有寒、热、虚、实之分，该书在对诸症进行详细的辨证分析之后提出"皆灸某脉"，选取灸法为治疗措施，其中无疑有一个确定治疗原则的过程。就此而论，"皆灸某脉"则既是治疗的具体措施，又是对针灸治疗原则的高度概括。

尽管此原则还很笼统，但并非"没有治疗原则"。如果将《足臂十一脉灸经》和《灵枢·经脉》加以比较，就可知道在经脉循行及其病候等内容方面，后者基本上是沿袭前者的。故大致可以判定，《内经》作者当时曾见过或参考过本书之有关内容，因而也就不难理解《灵枢·经脉》能够把帛书的治疗原则具体化，《灵枢·背腧》把灸法再分补泻。

《灵枢·经脉》的治疗原则是"盛则泻之，虚则补之，热则疾之，寒则留之"。《灵枢·背腧》的灸法分补泻是"以火补者，毋吹其火，须自灭也。以火泻者，疾吹其火，传其艾，须其火灭也"。

（五）创立了本经补泻法

在经脉"其病"之后，用"皆灸某脉"的方法，调整本经阴阳盛衰，治疗本经及其所属的脏腑疾病，其实就是一种仅从灸治方面而言的补泻方法，即现在常用的"本经补泻法"。凡属某一经络、脏腑的病变。而未涉及其他经络、脏腑者，即可在本经取穴补泻之，这就是不盛不虚，以经取之。"阴阳不相移，虚实不相倾，取之其经"（《灵枢·终始》）。

（六）论证了针灸治疗学发展史上的两个问题

1. 说明灸法早于针法

由于该书的成书年代可上溯到春秋战国，甚至更早，所以从"皆灸某脉"可以看出，当时我国劳动人民用灸法防治疾病已相当普遍，并积累了一定的经验，达到了较高的水平。而该时代的针刺还仅仅停留于用砭石治病的阶段。

从砭石发展到九针，才有了正式的针法。《内经》中才详细地阐述了九针的运用及其形成的理论，为针法奠定了基础。针法是伴随着九针出现的，它诞生于《内经》时代。

即使在《内经》时代，临床治疗也未完全废弃砭石，在《内经》中就多处可见到针和砭石互用的情况，如《素问·异法方宜论》说："东方之域……其病皆为痈疡，其治宜贬石。"《素问·血气形志》说："形乐志乐，病生于肉，治之以针石。"《素问·病能论》说："夫痈气之息者，宜以针开除去之；夫气盛血聚者，宜石而泻之。"等等。因此，无怪乎《灵枢·九针十二原》大声疾呼"无用砭石"，而"欲以微针"取代之。

总之，《足臂十一脉灸经》"皆灸某脉"为今天论证灸在前、针在后，灸法早于针法的史实提供了确切的依据。

有人建议把"针灸学""针灸疗法"改称为"灸针学""灸针疗法"，显然是有道理的。《内经》中也有这样的命名，如《素问·血气形志》有"五脏之俞，灸刺之度……病生于脉，治之以灸刺"，《素问·奇病论》有"病名曰息积……不可灸刺"等论述如此调换针灸次序来称呼，既可表明灸法与针法的形成有先后之分，又可说明灸法在临床治疗中的重要作用，在理论上也持之有故。

2. 说明针灸流派早已形成

如前所述，在《内经》成书之前，在相当长的时期内，我国盛行灸法，到春秋战国时期灸法应用已达高潮。

《足臂十一脉灸经》强调"皆灸某脉"，只字未提砭刺，表明该书作者亦重视灸法在临床治疗中的应用。据此推断，重灸轻针（砭）派早已形成，帛书成书时代此派占有优势。其后，《内经》，特别是《灵枢》主要论及针法，而对灸法论述颇少，《难经》对灸法毫无提及，表明从《内经》《难经》到秦汉这一时期针法逐渐替代了灸法，灸法应用处于低谷，重针轻灸派暂居上风。直至晋·葛洪的《肘后方》问世，灸法在治疗中的应有地位才重新得到恢复和确立，灸法才得以继承和发展。至于针灸流派，它自形成以后，一直存在。随着时间的推移和针灸治疗学的发展，各种新的学术流派也在不断涌现。

综上所述，《足臂十一脉灸经》"皆灸某脉"的记载，对研究我国针灸治疗学的发展史，弄清多年来针灸学术界争论的一些问题，有着较高的史料价值。

（七）补充了针刺治病的不足

《足臂十一脉灸经》但云"皆灸某脉"，用灸法，不言砭刺某脉，当时还有针与灸的选择问题。

1. 以灸代砭防治疾病

由于当时科技水平的限制，金属制的医疗用针尚未得到广泛使用，以砭石为主的针刺工具又比较原始、粗糙，治疗时痛苦较大，副作用也较多。而人们已不再满足于用砭石敲敲打打、浅刺出血、割治排脓的方法来医治疾病，而灸法因其简便、安全、较少痛苦，受到人们的普遍欢迎。即在治疗方法上，灸法可补充针刺治病的不足。《足臂十一脉灸经》基本上成书于以灸代砭防治疾病的时代。

2. 灸法补充针刺治疗之不足

由于针刺工具方面的原因，加之砭刺不易施行手法，使得砭刺治疗效果不能尽如人意，而代之以灸法则有较好的疗效，故灸法在疗效上可补充针刺治病的不足。

3. 灸法在适应证上补充针刺之不足

许多病虽非砭（针）刺之宜，但却是灸法的适应证。《灵枢·官能》指出："针所不为，灸之所宜。"《医学入门》亦云："凡病，药之不及，针之不到，必须灸之。"就是说，灸法在适应证上可补充针刺治病的不足。所以，帛书之后的《内经》对于针与灸的选择，论述颇多。

由于"皆灸某脉"可在治疗方法、疗效、适应证等方面补充针刺治病之不足，故灸法与针刺互为补充、配合应用，合称为针灸疗法，几千年来一直是中医临床防治疾病的主要手段之一。

小结

《足臂十一脉灸经》"皆灸某脉"体现了整体调治和辨证施治思想，奠定了针灸处方配穴的理论基础，概括了针灸治疗的原则，创立了本经补泻方法，为论证针灸治疗学发展史上关于灸法早于针法、针灸流派形成的时间问题等提供了史实依据；所用的灸法在方法、疗效、适应证等方面都补充了针刺治病的不足。因此，它对针灸治疗学的产生、发展做出了很大贡献。

二、《五十二病方》灸方探析与应用

马王堆汉墓出土的《五十二病方》（以下简称《病方》）是我国迄今发现的最早的医学方书。《病方》共有灸方 11 个（另外尚有数方似与灸法有关，但本文未予计入），占该书存方总数（283 个）的 3.7%，在 52 个作为小标题的病证中，与灸法有关的共 7 个，占总数的 13.5%。《病方》中灸法材料主要有三种：一是艾裹枭垢；二是蒲绳之类；三是置柳蕈艾上（熏灸）。另外，还有一种用芥子泥发疱的天灸（冷灸）。《病方》灸方所治病证，主要有阴囊及睾丸肿痛、小便不通、毒蛇咬伤、肛门痒痛、痔核、疽病等。《病方》灸方内容丰富，主治病证广泛，我将结合自己多年临床经验，分七部分对《病方》中灸方内容进行分析阐释。

（一）癫疝之疾，施灸三法

癫疝，多指寒湿引起的阴囊及睾丸肿大。《儒门事亲》："癫疝，其状阴囊肿缒，如升如斗，不痒不痛者是也。得之地气卑湿所生。"或有阴囊局部重坠胀痛，或兼见少腹痛及阴茎肿者。《病方》用灸法治疗癫疝共有三法。

1. 艾裹枲垢，灸颠治下

"取枲垢，以艾裹，以久〔灸〕癪〔癫〕者中颠，令阑〔烂〕而已。"枲，一说粗麻，一说药物。烂，指化脓灸。即用艾裹枲垢在患者的"中颠"（颠顶正中）行化脓灸。百会穴位于颠顶中央，《素问·骨空论》称"颠上"，属督脉，故"中颠"以百会穴为主，《甲乙经》称百会穴是督脉、太阳之会。此外，足厥阴肝经"绕阴器"，"上颠"，本病与肝经关系密切，所以灸颠顶亦可温通肝脉，与百会共奏升阳、散寒、除湿、消肿、止痛之功，以愈癫疝。本法为下病上取法，它为《内经》总结"病在上者下取之，病在下者高取之"提供了理论依据，在临床方面，也为后世医家对下部病变用上部穴位治疗提供了范例。同时，艾裹枲垢之灸法，对我们今天研究古代施灸的原料、灸法的分类、沿革等也有一定的价值。

2. 阴阳太脉，循经灸痏

"有（又）久〔灸〕其痏，勿令风及，易瘳；而久〔灸〕其泰〔太〕阴、泰〔太〕阳▢▢。"太阴、太阳，似指足太阴、足太阳经脉。痏，此指穴位。沿足太阴、足太阳经脉，灸其所属之穴位（包括近部取穴），为循经取穴法。正如前述，癫疝多由寒湿为患，其邪一则外袭，一则内生。太阳主表，外邪多从太阳而入。脾属太阴，主运化水湿，脾失健运，水湿内生，损伤中阳，寒从内起，足太阴脾经与脾脏相连。故癫疝治疗又可从足太阴、足太阳入手，以疏调气血、温通经脉。同时《病方》又强调要防止复感风邪，影响疗效，或罹患它疾。

3.经验取穴,灸其左胻

"積〔癥〕□久〔灸〕左胻⊘。"胻,小腿。即取左侧小腿上的治疗癩疝的经验有效穴。《甲乙经》卷十一所载小腿部治疗疝病的经验效穴主要有地机、交信、蠡沟。临床治疗可不必拘于此三穴,更不必拘于左小腿。凡小腿内侧的足三阴经穴大抵皆可依症情需要而灸治之。

(二)疗治瘴病,灸足中趾

"久〔灸〕左足中指"是《病方》治疗瘴病的方法之一。"瘴"即"癃"字。《素问·宣明五气》说:"膀胱不利为癃。"癃病多属湿热壅滞下焦,膀胱气化不利。《灵枢·本输》也说:"实则闭癃……闭癃则泻之。"足阳明胃经其支脉分别"下膝三寸而别,下入中指外间""下足跗,入中指内间"。胃居中焦,与脾相表里,共同主持气机之升降出入,运化水湿,且胃经多气多血,故灸足中趾(内外侧)可清化湿热,调畅气血,以通水道,则癃病告愈。可以推测,灸足中趾治疗癃病,无疑是用泻法,即如《灵枢·背腧》所指出的:"以火泻者,疾吹其火,传其艾,须其火灭也。"但临床可不限于左侧。尽管本法现在已不太用,然而在治疗癃病不效时仍可一试。

(三)赘疣拔取,蒲绳灸之

"取敝蒲席若藉之弱〔蒻〕,绳之,即燔其末,以久〔灸〕尤〔疣〕末〔本〕,热,即拔尤〔疣〕去之。"藉,即荐。蒻,《说文》释:"蒲子,可以为平席。"藉之蒻,荐上的蒲子。本条是用旧蒲席或荐上的蒲子搓成绳状,将其一端点燃,在赘疣上灸治,当疣体灸治到一定程度后即可拔去。本法充分体现了古代医家治疗皮肤病方面的成就和丰富的临床经验,即使到了今天,还被临床所采用。通常取其小艾炷(依疣体的大小而定),在疣部施行直接灸,每日一至二次,每次数壮,以患者自感灼痛且尚可耐受为度。连灸二至三天。一般疣体一周左右即可自行脱落,而无明显瘢痕。

（四）为解蚖毒，蓟印中颠

"以蓟〔蓟〕印其中颠"的方法救治蚖之咬伤。蚖，一种毒蛇。此指毒蛇咬伤。蓟，《史记·屈原贾生列传》："细故慸蒂兮。"《索隐》："蒂，音介。"此读为芥，指白芥子。本方就是将芥子捣烂（芥子泥）外敷头顶部，使局部皮肤红赤发疱，以治毒蛇咬伤。后世医家称之为"冷灸"或"天灸"，并沿用至今。不过，用该法所治病证已得到扩充，超出了原先仅治疗毒蛇咬伤的范围，外敷的部位也较多。

（五）牡痔赢肉，疾灸绝

牡痔"有赢肉出，或如鼠乳状，末大本小，有空〔孔〕其中。☐之，疾久〔灸〕热，把其本小者而絻（絻）绝之……"牡痔，为五痔之一。赢肉，即螺肉。孔，指痔疮瘘管。絻（絻）绝，即扭断。对痔核或兼瘘管者施灸，起活血、消肿、止痛、止痒、收敛作用，能防止嵌顿，并使之逐步萎缩。还可对赢肉直接灸，以便配合手术絻（絻）绝之〔割法〕。本法在痔科方面，有研究、运用的价值。

（六）朐痒热痛，燔艾熏灸

《病方》第二六五至二六九行记载了朐养〔痒〕证燔艾熏灸的治疗方法。朐养〔痒〕，即指肛门痒痛灼热，并可偶见白虫（蛲虫）外出之病证。其熏灸方法大致如下：在地上挖一盆状小坑，用火把土烤干，里面放进干艾，再在艾上放些柳蕈（药名），点燃后，于坑上放一只底部穿孔的陶盆（小盆），让患者坐在上面熏灸。此不仅是烟熏法，亦为灸法，类似现在临床所用的木盒式艾灸器的熏灸。将艾等燃烧所产生的热能、烟雾共同作用于患部，收止痒、除痛、泄热之功。

（七）雎病灸之，止痛消肿

雎，即"疽"。《灵枢·痈疽》及后世其他医者多认为疽病为阴证、寒证，但《病方》所述的疽病有呈现热病证象的，用灸法治疗也足给后人以启迪。疽病，《病方》第二八二行和二八五行分别用灸法以消肿、止痛、泄热。

三□五行还用梓叶温灸之。疽病之热证用灸，以热引热，宣泄畅达，祛除邪热。《病方》实为开"热证用灸"之先河。

注：本文所引文献均出自《五十二病方》（文物出版社 1979 年版），□表示缺一字，〔〕内字为异体字、假借字，☒表示残缺字数无法确定，（）内字为本人所注。

三、《黄帝虾蟆经》时间医学思想探赜

古今研究《黄帝虾蟆经》者甚寡。我曾结合现代天体生物学等研究成果，对此书中有关天人相应、脏气法时、人神所舍等内容进行探讨，并分别阐述其与刺灸择时的关系，旨在论证书中时间医学思想。《黄帝虾蟆经》成书于汉代，作者不详。《隋书·经籍志》及《通志·艺文志》所载之《黄帝针灸虾蟆忌》一卷，即为此书。迄今人们对其内容研究甚少。该书虽然主要论及刺灸，但它包含着许多时间医学思想。现在人们对时间医学的关注也逐渐多了起来，就此探讨如下。

（一）天人相应刺灸择时

1. 日-人相应刺灸择时

通俗地说，就是把天人相应的理论贯彻到刺灸操作中去，要择时而用。

《黄帝虾蟆经》开篇就绘着一幅日中立有一只三足鸟的图画，下文云："日斗者，色赤而无光，阳气大乱。右日不可灸刺（'刺'在原书均误作'判'）。伤人诸阳经，终令人发狂也。""日斗"，是我国古人描述黑子现象的专用名词之一。太阳黑子是指存在于太阳光球表面的暗黑区域，是磁场聚集的区域，属于最典型的太阳活动表现，在太阳黑子活动活跃时会对地球磁场造成干扰，指南针可能不能指示正确方向，胡乱抖动，无线电会突然中断等一系列电磁场混乱的现象，人体也是处在这个巨大的磁场中，人体也是个弱导体，所以身体功能也会受到不同程度的影响。《黄帝虾蟆经》是我国古代较早记载太阳黑子现象及其对人类生理、病理产生影响的书籍之一。古代医家对太阳圆面上大的黑子活动想象为三足鸟，发现"日斗"等太阳活动对人体产生巨大影响，特别是与人体阳气的关系非常密切。《内经》早就认为，"日为阳""积阳为天""天运当以日光明"，而人体阳气"因而上""卫外而为固""若天与日，失其所则折寿而不彰"。所以，阳气运行、盛衰、功用与日息息相关。《黄帝虾蟆经》观察到，"日斗"时，人体往往"阳气大乱"，正常生理功能受到干扰，发生某些病理变化，三阳经脉经气偏旺，火热上窜，肝风内动，神志失常，出现登高而歌，弃衣而走，呼号怒骂等狂证。所以认为医家在这个时间段尽可能不做相关的刺灸操作。

《黄帝虾蟆经·避灸刺法第四》曰："男女所以俱得病者何？对曰：以其不推月之盛毁，日之暗明，不知禁而合阴阳，医又不知避日斗……是故男女俱得病焉。"此也指出"日斗"或太阳的其他变化，如"日之暗明"，可以使"男女俱得病"。"男女俱得病"，包含有疾病流行的意义。

现代太阳生物学研究，已对太阳活动与人体生物功能变化的密切关系进行了科学的阐释，为日 – 人相应论提供了客观的依据。在漫长的生物进化过程中，因受太阳和地球电磁场的强大作用，人在某种意义上已成为被磁化了的混合态生物超导体，故太阳活动会影响人体的功能。在太阳黑子活动加剧、磁爆发生、粗斑出现及日食等期间，太阳的电磁辐射与微粒辐射的改变，可引起地球上一定区域、大气层电离程度、地球磁场、光的偏振、气象状况及气流变化，以致地球辐射带、地磁带的电离层的节律受到干扰，而影响生物节律，影响人类健康，甚至发生疾病。

俄国科学家在 1915 年曾做过太阳对地球生物圈的周期性影响的报告，他首先大胆设想，认为地球上发生的大瘟疫是受太阳周期所控制的。接着，他深入地讨论了各种流行病的发生和发展与太阳活动周期性关系，疾病死亡率和太阳活动的关系以及肺结核死亡率与大气电场强度的关系，提出了微机体的生活功能与其外部宇宙空间的电磁扰动有密切联系等观点，这些都被后来的研究所证实。近年来发现太阳活动对人体疾病影响还有短期效应，这种效应有着明显的突然性和暴发性，对人体威胁更大，这是在太阳上出现较强的活动区，而在地球上产生较强的磁扰后产生的。如在太阳出现较强的活动后或磁爆后一天，心血管患者最危险，易出现脑栓塞、心肌梗死而死亡。2003年科学家通过专业的观测设备，目睹了一场有记录以来最大的太阳耀斑爆发，级别达到 X28。致使瑞典南部的 5 万户居民短暂失去电力供应，许多手机通信过程出现中断。让我们国人记忆深刻的一次大瘟疫 SARS 也发生在那一年。2003 年正处在第 23 个太阳活动周期峰值范围内，这是一次巧合吗？值得慢慢研究。

国内有人研究，日全食时患者出现的许多症状，都可用阳气虚衰或阳气受到干扰来解释。这些都证明《黄帝虾蟆经》日－人相应认识的正确性。

《黄帝虾蟆经》之后的《大唐经开元占经·日占二》引《海中占》云："日有青光……民多疾疫"，"日斗……主病眼、偏枯、口舌、咽喉、心腹"，并说："凡日斗，以见日中三足乌为证。""偏枯""心腹"类似今之脑卒中、心绞痛。以上认识与《黄帝虾蟆经》的有关见解基本一致。

对于太阳异常活动所引起的人体病理变化，基于日－人相应观，《黄帝虾蟆经》采用择时刺灸法。其《避灸刺法第一》指出，在"日斗"时，禁忌刺灸，尤禁忌刺灸三阳经。在《避灸刺法第四》中云："属阳之类，可以治女，属阴之类，可以治男。甲丙戊庚壬皆阳日也，乙丁辛巳皆阴日也。""女"指阴，"男"指阳。意为阳日罹病或疾病属阳的，可择其阴日刺灸，阴日罹病或疾病属阴的，可择其阳日刺灸。按天干排列，甲丙戊庚壬为阳干，乙丁辛巳为阴干。与时日相配，前者为阳日，后者为阴日。故在甲丙戊庚壬日刺灸的，即为阳日刺灸；在乙丁辛巳刺灸的，即为阴日刺灸。《黄帝虾蟆经》的时间刺灸法，对今之临床仍有指导意义。流传下来的子午流注针法也是这种遵从时间医学规律的一种临床应用。

2. 月－人相应刺灸择时

月－人相应刺灸择时，也就是说临床的刺灸操作依从月亮的盈亏，按不同的月相选择相应经络，并言明禁忌时日。

《黄帝虾蟆经》将月面上的阴影想象为月亮上有虾蟆（蟾蜍）和兔。在《避灸刺法第一》中，详细叙述了 1～15 日的月生、16～30 日的月毁情况，根据月生月毁规律、虾兔变化所见、人气所在部位，施以相应刺灸方法。如"月生一日，虾蟆生头喙，人气在足小（少）阴至足心，不可灸伤之，使人阴气不长，血气竭尽，泄利，女子绝产生门塞"。"月毁十六日，虾蟆始省头，人气在足太阳，目眦，风府，不可灸刺，伤之，使人风盲病，芒芒无所见，令人病水"。

依以上两段经文为例进行分析，它主要包括两方面的内容：一是记载了人体气血运行、功能等与月相变化存在着的某种必然联系；二是强调了刺灸治疗的时间宜忌，间接地提出了刺灸补泻原则。

由于日、地、月有规律的相对位移，月亮表现为月廓空、月始生（月生）、月满、月始虚（月毁），即朔、上弦、望、下弦的不同月相。每次朔望往复，间隔为29.5309天（29日又12时44分2.78秒），故称之为朔望月。《黄帝虾蟆经》把月之生毁（盈亏）定为30日，大体是正确的。书中对"人气"随月相变化及处于不同部位的描述，反映了月 – 人相应思想，即月相变化与人体生理、病理相关，气血之运行、功能之活动，具有朔望月节律。这些认识，与《内经》天人相应观颇相契合。

《素问·八正神明论》指出："月始生，则血气始精，卫气始行；月郭满，则血气实，肌肉坚；月郭空，则肌肉减，经络虚，卫气去，形独居。"《灵枢·岁露论》亦云："人与天地相参也，与日月相应也。故月满则海水西盛，人血气积，肌肉充，皮肤致，毛发坚，腠理郄，烟垢著。……至其月郭空，则海水东盛，人气血虚，其卫气去，形独居，肌肉减，皮肤纵，腠理开，毛发残，膲理薄，烟垢落。"说明月之盈亏直接影响着人体气血虚实、经络的功能、皮肤的疏松和致密、肌肉的坚实和厚薄等。现代科学研究也证实，人体存在着朔望月节律。体内许多激素的分泌也有其月节律或日节律，近代曾有人因发现肾上腺素分泌的规律而获得了诺贝尔奖，哪知道我们睿智的先人在一千多年前就已经发现了许多人体规律变化的现象，不过是用我们熟悉的中医语言来表达，那就是气的盈亏节律。

月球围绕地球不停转动，由于月球的引力作用，月的引潮力对地球上的液体、固体、气体都起作用，使之产生相应的周期性的升降运动，其中以海潮变化特别明显。由于月球的引潮力是太阳的2.25倍，故潮汐主要随月相而变化。人体内80%是液体，液体的化学成分类似于海水。人体的生命过程及功能活动大多数是在液态环境中进行的，所以月球的引力，使人体产生与月相变化同步的"生物潮"。同时，月球磁场及月光等也影响人体的朔望月节律。女性月经周期节律、男性生理功能、妇女排卵和受孕、人的出生都与月相有关。人体体温、血压、痛阈等也存在着朔望月节律。所有这些，都是对

《黄帝虾蟆经》月－人相应认识的很好证明。

正因为人体具有朔望月节律，所以《黄帝虾蟆经》的刺灸治疗随月之生毁（盈亏）、人气虚实之部位进行。

对于补泻原则，书中虽然未直接写明，但据其内容及《内经》的有关论述就不难推知。大体即如《内经》所说的"先知日之寒温，月之虚盛，以候气之浮沉"。人体气血月生多虚，月满多实。故刺灸原则应为"月生无泻，月满无补，月郭空无治""应天时而调血气"。若"月生而泻，是谓脏虚"，"月满而补，血气扬溢，络有留血，命曰重实"。

关于刺灸宜忌，《黄帝虾蟆经》主要是择时而治。对于随月亮生毁而衰旺、位移的"人气"，禁忌刺灸其所在部位，其他时间、病证皆宜遵循补泻原则而用针施灸。否则即如书中所述，诸疾乃变化而生。该书《避灸刺法第六》中还讲："晦朔日，月薄蚀无光……人气大乱，阴阳分争，如此之日，皆不可犯之。"《黄帝虾蟆经》随月亮盈亏而治的择时刺灸法，是对《内经》时间医学的继承和发展，尤其是丰富了时间针灸学的内容。

《黄帝虾蟆经》对"月蚀"与人体的关系也有较深刻的阐述。《避灸刺法第一》中云："月蚀者，毁赤黄而无光，阴气大乱。不可灸刺伤之，经络脉发气，鬲（膈）中满塞不通。""月蚀"，即月食。月食属自然界的"阴气大乱"，而人体的阴血亦属阴，应于月，故月食时人体内亦"阴气大乱"。后世著名医家张景岳也云："人气形体属阴，血脉属水，故其虚实浮沉亦应于月。"在治疗方面，该书告诫，月食时禁忌刺灸，以防阴血所伤，经脉失养，气机逆乱，胸腹胀泻闭塞不通。

（二）脏气法时刺灸择时

《黄帝虾蟆经·避灸刺法第五》说："春肝王（此"王"与"旺"通。下同），甲乙日，无治肝募输及足厥阴。夏心王，丙丁日，无治心募输及心主手小（少）阴。四季脾王，戊巳日，无治脾募输及足太阴。秋肺王，庚辛日，无治肺募输及手太阴。冬肾王，壬癸日，无治肾募输及足小（少）阴。"五脏的功能活动与自然界四时阴阳消长变化有着密切的联系，"五脏应四时"（《素问·金匮真言论》），故从《内经》起，就将五脏分属四时，每脏各主一个时节，以与自然界阴阳消长相应。具体言，肝主春、心主夏、脾主长夏、肺主秋、肾主冬。它说明了人体五脏功能随季节变动的规律性。《黄帝虾蟆经》的上段经文，即说明五脏生理应四时。以肝为例，肝主春，肝与天干相配，分属甲乙。肝脏功能于所主之春季相对较旺，这已为今之实验研究所证实，如动物肝细胞糖原含量储备、扩充，1月的量为7月的2倍。肝组织的DNA和RNA的含量、组织结构都有四时节律。因此，施治时间方面的禁忌要注意：一般春季刺灸忌取肝的募穴（期门）、肝的俞穴（肝俞）及足厥阴经脉腧穴，或尤要慎用补法。其余四脏的四时节律及刺灸方法等，亦基本同理。

《避灸刺法第五》"五脏四时气主日"还进一步指出："春甲子七十二日，青气内藏于肝，外连于筋，禁在目，春无灸刺足小（少）阳、厥阴；夏丙子七十二日，赤气内藏于心，外连于血，禁在舌，夏无灸刺手太阳小（少）阴也；长夏六月戊子七十二日，黄气内藏于脾，外连于肌肤，禁在唇，无灸刺足阳明、太阴也；秋庚子七十二日，白气内藏于肺，外连于皮，禁在鼻，无灸刺手阳明、太阴也；冬壬子七十二日，黑气内藏于肾，外连于骨，在耳，无灸刺足太阳、小（少）阴也。"

根据中医理论，五脏系统还与六腑、五官、形体、其华等相联系，并还与自然界五色等相配。如肝、心系统结构：

肝系：肝、胆、筋、目、爪。肝色青。

心系：心小肠、血脉、舌、面。心色赤。

以上经文其意在于强调说明，不但五脏，而且整个五脏系统的生理、病理都与四时相关。故治疗不仅是五脏，而且整个五脏系统都要注重择时刺灸。若就腧穴而言，脏（阴）经输穴与其相表里的腑（阳）经输穴要择时而刺灸。在脏（腑）所主时季可禁忌刺灸或禁忌补法，反之，宜用刺灸施行补法。这些精辟见解，直至今天，对指导临床治疗仍有很大价值。

（三）五行生克刺灸择时

《避灸刺法第五》曰"立春后七十二日，木王土死，不治脾募输。立夏后七十二日，火王金死，不治肺募输。立秋后七十二日，金王木死，不治肝募输。立冬后七十二日，水王火死，不治心募输。四季土用日七十二日，土王水死，不治肾募输。"人体五脏之间不是孤立存在的，按五行相生相克互因互用，通过经脉的沟通、气血的运行，彼此之间互相联系，进行着调节和控制，从而维持着相对稳定的状态，构成生命活动的整体。古代医家将五脏配属五行，对于五脏之间的调节、控制的联系，用五行生克学说来阐明，它的科学性已被今人用控制论等原理所论证。肝属木，心属火，脾属土，肺属金，肾属水。肝、心、肺、肾四脏分别主春、夏、秋、冬的 72 日（此 72 日为约数，准确数应为 72 日零 5 刻，合计 365 日零 25 刻，正合周天之数），脾主四季之末的 18 日。仍以肝为例，肝属木，肝旺于立春后 72 日，而脾属土，按五行相克规律，肝木旺则克脾土，可致脾病，故经文云"木王土死"。《黄帝虾蟆经》刺灸"不治脾募输"，其意为病因在肝木而不在于脾土，故不治脾土而治肝木，其治择时。即在春季泻肝经腧穴或取其俞募穴，以抑肝旺治其本，不取脾之募俞穴以舍取标。后世刺灸，有所发挥，往往泻肝经、补脾经，双管齐下，治肝实脾，相得益彰。至于夏季的火克金、秋季的金克木、冬季的水克土等，以此类推。

（四）年神所舍刺灸择时

《避灸刺法第二》论述了 9 个不同年龄的组别（同组的各个年龄之间的差数均为 9）的人神所在部位，如"年八、十七、廿六、卅五、四十四、五十三、六十二、七十一、八十、八十九、百七，右年十二品，神在股胫部，当于膝下三里也"。人神，此处指人的元气或其他精气。上说即以 9 年为一超年节律单位来推算人体元气或其他精气之所在。治疗时，根据其年岁之别、人神所舍，择时刺灸，以免损伤。《避灸刺法第四》还云："精、神、魂、魄所舍时，凡灸刺当避此时。此时既不受治，又伤煞人也，慎勿犯之。鸡鸣舍头，平旦舍目，日出舍耳，食时舍口，禺中舍肩，日中舍胁，日昳舍藏，晡时舍小肠，日入舍胫，黄昏舍阴，人定舍传于人，夜半舍足。右十二时，神所舍处，慎能禁之。"将一日分为十二时，不同时间，精、神、魂、魄等"神"所客舍部不同，故刺灸要择时间、择部位，避免伤及人神。在《避灸刺法第三》中还将干支配合，始于甲子，六十环周，顺次从头至足，对神游身体相应的部位进行标记，并绘制成图，以供刺灸推算时日，免伤其神。

《黄帝虾蟆经》中还有不少人神所舍因时而异的内容，其治均为择时而刺灸。这些认识正确与否，尚待深入探究、验证，但它具有时间医学的思想是无疑的。

综上所述，《黄帝虾蟆经》时间医学思想是丰富的，但也有不少内容还难以阐释，更未验证，还待深入研讨。

四、《难经》时间针刺学内容初探

《难经》成书于《黄帝内经》之后、汉以前。《难经正义》叶霖序云："夫'难'，问难也。经者，问难《黄帝内经》之义也。"该书在诠释《内经》有关经脉、腧穴、刺法等"难"时，亦阐述了许多时间针刺学方面的内容。就此，我经过总结和思索，就《难经》中时间针刺学内容，做一些陈述。

（一）五输穴合于四时

1. 五输穴属性合于四时

《难经·六十三难》指出："五脏六腑荥合，皆以井为始者，何也？然。井者，东方春也，万物之始生，诸蚑行喘息，蜎飞蠕动，当生之物，莫不以春生。故岁数始于春，日数始于甲，故以井为始也。"《难经·六十五难》也说："所出为井，井者，东方春也，万物之始生，故言所出为井也。所入为合，合者，北方冬也，阳气入藏，故言所入为合也。"古代医家为说明经气运行过程中五输穴所具有的特殊作用，便用自然界的水流现象来比喻。以井穴为例，该穴多位于手足末端，喻作水的源头，是经气所出的部位。春季为一年四季之始，万物萌生。正月为岁首，东方按干支排列属甲乙，为干之首，春气生发，蚑虫行喘息，蜎虫飞蠕动，皆是其象征。其他穴位，以此类推。所以，《难经》提出井、荥、输、经、合属性分别与四时之春、夏、长夏、秋、冬相合。不过，《难经》仅讲井、合，未提荥、输、经，此乃省笔而已。五输穴属性与四时相合，以及五输穴与天干、地支、脏腑等相配，成为后世子午流注针法的理论基础。

2. 五输穴主治合于四时

五输穴属性应四时，其主病亦应四时。尽管《难经·六十八难》未明确指出这一点，但它对五输穴主治的阐述已体现了这一思想。"井主心下满，荥主身热，俞主体重节痛，经主喘咳寒热，合主逆气而泄。"井为春，应木，肝主春，性属木，肝气疏泄失常，气机壅塞，则有心下满痛等症，故春季肝病诸证为井穴所主。荥为夏，应火，心主夏，性属火，心火亢盛则有身热等症，故夏季心病诸证为荥穴所主。输为季夏，应土，脾主季夏，性属土，主四肢肌肉，长夏湿邪偏盛，易困遏脾气，脾困湿阻，有体重节痛等症，故长夏脾病诸证为输穴所主。经为秋，应金，肺主秋，性属金，主气司呼吸、外合皮毛，外邪侵袭体表，肺气失于宣降，则有咳嗽寒热等症，故秋季肺病诸证为经穴所主。合为冬，应水，肾主冬，性属水，肾阳为一身阳气之本、温暖脾阳，肾阳不足，脾失温煦，则运化失职而泄泻；肾又主纳气，肾气亏虚，则纳气无权而气逆。故冬季肾病诸证为合穴所主。

3. 五输穴运用合于四时

《难经·七十四难》说："春刺井者，邪在肝；夏刺荥者，邪在心；季夏刺俞者，邪在脾；秋刺经者，邪在肺；冬刺合者，邪在肾。……四时有数，而并系于春夏秋冬者也。针之要妙，在于秋毫者也。"本难强调针刺治病要根据四时及脏腑的不同，而分别选取五输中的不同穴位治之。《灵枢·四时气》《灵枢·本输》《素问·水热穴论》等篇都曾述及五输穴的运用，但内容均互有差异，而《难经》之论说则较工稳、统一。可见，《难经》对五输穴的认识已较《内经》更为正确、深刻。

（二）针法合于四时

1. 针刺深浅合于四时

针刺深浅与人体阳气关系密切。人体阳气随四时而有不同变化。春夏，自然界阳气升发，气候温暖，人体阳气与此相应，相对浮于体表；秋冬，自然界阳气收敛，气候寒冷，人体阳气相对伏藏于内。所以，针刺深浅就要各随四时阳气的变化，春夏适当浅刺，秋冬适当深刺，即如《难经·七十难》所云："春夏者，阳气在上，人气亦在上，故当浅取之。秋冬者，阳气在下，人气亦在下，故当深取之。"《难经》针刺深浅应四时之法，对后世针法的发展产生了巨大影响。如明代杨继洲用"天""人""地"来区分针刺深浅，总结出了"三才法"。针刺深浅合于四时，对临床针具之选择也起到了指导作用。如春季可选取皮肤针（叩刺），夏季选取毫针（浅刺），秋季选取稍长的针具，冬季选取长针。另外，针刺深浅合于四时，还包括针刺深浅禁忌。即：春夏不可深刺，欲其无太过；秋冬不可过浅，欲其无不及。若当深反浅，则未及于营而反伤于卫；当浅反深，则诛伐太过而损于营。

2. 针刺手法合于四时

四时不同，针刺手法操作亦有异。生理上春夏一阴生，秋冬一阳生，故针刺要录"春夏必致一阴，秋冬必致一阳"，春夏以取一阴之气以养阳，秋冬必取一阳之气以养阴。《难经·七十难》提出了具体手法："春夏温，必致一阴者，初下针，沉之至肾肝之部，得气，引持之阴也。秋冬寒，必致一阳者，初内针，浅而浮之，至心肺之部，得气，推内之阳也。是谓春夏必致一阴，秋冬必致一阳。"也就是说，春夏气温，初下针即到深部，候其得气后，将针上提，引出阴气至于浅部而养阳气，秋冬气寒，开始进针到浅部，候其得气，推针向下，到达深部，以纳入阳气而养阴气。后世阳中引阴、阴中引阳等复式手法与此不无渊源关系。

（三）适时补泻

1. 迎随补泻

《灵枢·顺气一日分为四时》将一日分为四时，"朝则为春，日中为夏，日入为秋，夜半为冬"，疾病也有"旦慧、昼安、夕加、夜甚"的特点。后世医家根据这些自然周期现象及"天人相应"的生理、病理关系，按照人体十二经脉和阴阳表里、营卫气血在昼夜循环中的规律，利用一定的时刻、穴位（主要是五输穴），创造了一种针刺治疗方法，即子午流注针法。迎随补泻是子午流注针法的主要内容。《内经》中虽已提及迎随补泻，但较粗略，仅为原则性的。《难经》则加以阐发，增加了具体内容，从而发展了《内经》的迎随补泻法。《难经·七十二难》指出："所谓迎随者，知营卫之流行，经脉之往来也。随其逆顺而取之，故曰迎随。"它强调三点：一是营卫之流行；

二是经脉之往来；三是随其逆顺而取之。关于营卫之流行，《难经·三十难》简要地做了述及，其内容主要是指《灵枢·营卫生会》所说的"人受气于谷，谷入于胃，以传于肺，五脏六腑，皆以受气，其清者为营，浊者为卫，营在脉中，卫在脉外，营周不休，五十而复大会，阴阳相贯，如环无端"。所谓经脉之往来，有两层含义。首先，《难经·二十二难》讲了气血在经脉中的循行，它像潮水一样，有涨退节奏，周期性地盛衰开合，有一定的时间规律。如纳支法用地（时）支来代表一昼夜 24 小时，则夜间 23 ～ 1 点为子时，是气血流注于胆经时间；1 ～ 3 点为丑时，是肝经流注时间，余下依寅、卯、辰、巳、午、未、申、酉、戌、亥和肺、大肠、胃、脾、心、小肠、肾、心包、三焦顺序类推。人体气血如此按时按经复始（注来），应时而至为盛，过时而去为衰，逢时为开，过时为合。其次，指经脉离心与向心，离心者为往，逆心者为来。随其逆顺而取之乃是《难经》迎随补泻法的关键。在气血流注本经，经气始盛之时，逆着经气以损夺有余（迎）；气血流过本经之后，乘其本经经气方虚之时，顺着经气以益其不足（随），此即按时循经取穴法。后世将迎随补泻解释为针芒迎随，显然有悖《难经》原意。

　　《难经》的迎随补泻法，不仅是指按时循经取穴法，更重要的是指迎随子母补泻法，它是对时间针刺学，特别是对子午流注针法做出的巨大贡献。《难经·六十九难》："虚者补其母，实者泻其子。"《难经·七十九难》："迎而夺之者，泻其子也。随而济之者，补其母也。"因为五行相生关系是我生者为子，生我者为母，故病经实证，可在该经气血流注时辰内，经气方盛之时，在五输穴中按其相生关系取其子穴，以泻其实（迎而夺之）；若病经虚证，在病经气血流注时辰刚过，经气方衰之时则取其母穴，以补其虚（随而济之）。如小肠经（火）实证，可未时泻小海（土）；小肠经虚证可于申时补后溪（木）。《难经·七十九难》亦举例说："假令心病取手心主俞，是谓迎而夺之者也。补手心主井，是谓随而济之者也。"

　　《难经·六十九难》还说："不实不虚，以经取之。"也就是说，如补泻时间已过，或不实不虚之证，则可取本经原穴或本穴。如申时遇咳嗽、胸痛的肺经（金）实证，可取肺经原穴太渊泻之；亥时遇溺失禁之膀胱经（水）虚证，可取膀胱经本穴通谷（水）补之。

　　《难经》的补母泻子法为本经补母泻子法，后世医家受此启发，又加以扩充，创立了异经补母泻子法，即补母泻子法除用本经穴外，也可用相关经脉上的穴位。这样，使迎随补泻法更加完善。

2. 泻井刺荥法

《难经·七十三难》曰："诸井者肌肉浅薄，气少不足使也。刺之奈何？然。诸井者，木也；荥者，火也。火者，木之子，当刺井者，以荥泻之。"在《难经》中，一般"春刺井"，肝病刺井，"心下满"时刺井。但由于井穴位于四肢末端，肌肉少，穴位浅，气微小，不便施行补泻手法；且神经末梢丰富，痛觉敏感，所以该穴在运用时，有时并不一定泥守既定用法，而可根据具体病证、子午流注及五行生克关系，采用变通法。实证当取井穴时，可取该荥穴以代之（实则泻其子）。这就是《难经》的刺井泻荥法。以荥代井，并不限于治疗肝经实证。大凡各经的实证都可改取各经的荥穴以泻之，如脾经实证可泻脾经荥穴大都，胃经实证可泻胃经荥穴内庭。但此仍不失于受经脉气血流注时间的制约。细考《难经·七十二难》之意，泻荥亦须待本经气血旺盛之时。明代汪机的《针灸问对》说："以井为木，荥为火，火者，木之子也，此专为泻井者言也。若当补井，则必补其合。"即虚证当补井穴时，可取该经合穴以代之（虚则补其母），这就是现在常说的"补井当补合"。不言而喻，补合也应在本经气血方衰之时。

3. 泻南补北法

《难经·七十五难》还提到了"东方实，西方虚，泻南方，补北方"的"泻南补北法"。这同样是根据子午流注和五行生克关系来确立的。用泻心火、补肾水的变通方法治疗肝实肺虚之证。清·叶霖《难经正义》载评云："一举而两得之者也。且泻火一则以夺木之气，一则以去金之克，补水一则以益金之气，一则以制火之光。"

（四）适时调气

针刺疗效与"气至""调气"很有关系。《灵枢·九针十二原》指出，"刺之要，气至而有效""刺之而气不至，无问其数；刺之而气至，乃去之，勿复针"。但明确提出调气内容的是《难经》。《难经·七十二难》："调气之方，必在阴阳者，知其内外表里，随其阴阳而调之。""能知迎随之气，可令调之。"可见，《难经》主张适时调气。经脉中气血的盛衰每因时间的不同而有变化，只有在经脉或某穴所主时辰内进行针刺，才能较好地得气、调气。四时气候变化对人体脏腑、经络、气血等也有影响。《内经》曾指出，"春气在经脉，夏气在孙络，长夏气在肌肉，秋气在皮肤，冬气在骨髓中""病在于三阳，必候其气在于阳而刺之；病在于三阴，必候其气在阴分而刺之"。《难经》强调适时调气要"知其内外表里，随其阴阳而调之"，显然是指这些内容。并具体提出了适时调气的手法要求，如"针阳者，卧针而刺之；刺阴者，先以左手摄按所针荥俞之处，气散乃内针""当刺之时，先以左手压按所针荥俞之处，弹而努之，爪而下之，其气之来，如动脉之状，顺针而刺之"。

（五）适时防变

《难经》不但继承了《内经》治未病的思想，而且还有所创新。现在临床常用的治肝实脾法即源于《难经》。《难经·七十七难》："所谓治未病者，见肝之病，则知肝当传之与脾，故先实其脾气，无令得受肝之邪，故曰治未病焉。"按五行生克规律，五脏之气旺，则资其所生；病则侮其所克。疾病的传变也有顺传、逆传之分，时间上的先后之别。在治疗上就要采取措施，截断传变途径，治所传未病之脏，而达到防变（病）的目的。如肝病多传之于脾，乃因为肝属木，脾属土，木旺则克土。所以针刺治疗就要补脾经（实脾土），土实不受木克，脾旺自能御邪，而肝病不得传亦可愈；或泻肝经、补脾经同时进行，治肝实脾，相得益彰。《难经》适时防变（病）思想及治肝实脾范例的运用，足为后学津筏。如张仲景《金匮要略》引申之，指出"夫治未病者，见肝之病，知肝传脾，当先实脾。四季脾王（旺）不受邪，即勿补之"。脾旺之时不补，因为五脏之气的衰旺，与时令密切相关（五脏法时）。脾属土，土旺于四时，四季辰戌丑未四月，每季土旺十八日，脾土当旺，则不受邪，即勿补之，肝木亦不得肆其侮。若过补脾，则犯实实之戒。《伤寒论》对六经传变规律的见解亦精切深透。

综上所述，《难经》中有关时间针刺学的内容极其丰富。它是对《内经》时间医学的继承和发展。其中许多内容尚待进一步探讨、研究。

五、颈源性头痛《灵枢·官针》刺法应用探赜

颈源性头痛是指颈椎及颈部软组织器质性或功能性病损所引起的以慢性、单侧头部疼痛为主，伴耳鸣、眩晕、恶心、呕吐、眼部胀痛或眼球内陷感、视物模糊、头颈部及上肢部活动受限，甚至行动障碍等症状的一组综合征，头痛多由枕部起始，可放射到额、颞及眼眶部，给患者的日常生活带来极大的痛苦和不便，且发病率也逐年攀升。作为安全有效的自然疗法，针灸成为目前治疗该病的一个重要手段。"凡刺之要，官针最妙"，就目前临床所采用的针刺治疗手法，其中很大一部分的刺法来自《灵枢·官针》，或者直接继承官针刺法，或加以改进而用，下面就《官针》中诸多刺法在颈源性头痛治疗中的运用，我们一起来探索一番。

颈源性头痛中，《官针》中的"十二刺""九刺""五刺"等大类中的部分刺法可以择用。

（一）颈源性头痛《官针》若干刺法优选应用

1."十二刺"中应用于颈源性头痛的几种刺法

《官针》十二刺中的恢刺、短刺、傍针刺、齐刺目前应用于颈源性头痛较多。

"**恢刺者，直刺傍之，举之前后，恢筋急，以治筋痹也。**"这是一种治疗筋肉挛急痹痛病症的针刺方法。将针直刺在颈部拘急筋肉之旁侧，并或前或后提插运针，以疏通经络，恢复拘急，而使气血通畅。此为一针多用的刺法，类似近代的多向透刺法。恢刺的刺激量较毫针直刺刺激量大，且通过一穴多方刺可使腧穴周围的感受器都得到兴奋，产生神经冲动，从而达到疏通经络，活血止痛，舒筋缓急的效果。

"**短刺者，刺骨痹，稍摇而深之，至针骨所，以上下摩骨也。**"慢慢进针稍摇动其针而深入，在近骨之处将针上下提插摩骨。这种刺法主要用于治疗深部病症，通过毫针在颈枕部阳性反应物下的骨面上反复行震、摩、搓法刺

激，在主要病变部位重点刺激，进针深、得气感强，对周围组织起到松解作用，可改善局部肌肉痉挛和血液循环，调节椎体间动态平衡和促进软组织新陈代谢，从而促使软组织无菌性炎症的吸收，减轻对神经的刺激，阻断疼痛的传导。

"傍针刺者，直入傍刺各一，以治留痹久居者也。"主要用于治疗顽固、日久的疼痛病症。颈源性头痛应用，傍针刺更容易使针感传导。在颈项局部应用本法，易产生烘热感，能更有效地改善椎基底动脉的压迫和痉挛情况，改善脑组织的缺血缺氧，从而减轻、缓解其继发性头痛。

"齐刺者，直入一，傍入二，以治寒气小深者。或曰三刺，三刺者，治痹气小深者也。"主要用于寒邪稽留范围较小而又较深的痹证。齐刺风池穴可以触激枕大神经，松解颈部软组织，缓解神经受压等症状，从而对治疗颈源性头痛有明显疗效。

2. "五刺"中应用于颈源性头痛的几种刺法

五刺中有关刺、合谷刺、输刺。"关刺者，直刺左右尽筋上，以取筋痹，甚无出血，此肝之应也。"用于治疗筋痹，有舒利筋肉，缓解挛急之效。针刺治疗以痛为输，条索状物或明显的痛点，多半是劳损处、粘连处、挛缩增生处。选用关刺法，直刺筋上并摇动针身或采用多向刺的方法得气可对这些部位进行松解，同时配合循经配穴也可起到疏通经络的作用。

"合谷刺者，左右鸡足，针于分肉之间，以取肌痹，此脾之应也。"这种刺法在患部肌肉针刺，斜刺进针后，退回浅部又分别向左右斜刺，形如鸡爪分叉。该法是一种加强刺激的方法，主要用于治疗与脾有关的肌肉痹证等疾患。后世对此种刺法认识不一，有人理解为三针或四针同用，也有据此演绎出其他刺治方法，如苍龟探穴等，在颈源性头痛的治疗中也被广泛应用。此法直接作用于病变组织，其行气活血，舒筋通络，散瘀止痛之功效优于普通刺法，可使挛缩粘连的组织松解，降低颈枕部软组织的张力，促进瘀血和渗出吸收，改善局部的血液循环及新陈代谢。

"输刺者，直入直出，深内之至骨，以取骨痹，此肾之应也。"输刺在《官针》中共有三处，同名不同法，与九刺中适于五脏病的输刺及十二刺中适于热病的输刺不同，五刺中的输刺适用于治疗骨痹或深部病症。

3."九刺"中应用于颈源性头痛的几种刺法

九刺中有分刺、络刺、焠刺。**"分刺者，刺分肉之间也。"** 指针刺人体分肉处的方法。分肉指肌肉间隙处，亦有以深部近骨的肌肉为分肉者。本刺法主要用于治疗筋肉疾病，故可引申应用于颈源性疾病，利用针刺缩短的肌肉可产生数伏特电位，并可提供数天延续的刺激，放松颈部相关缩短或痉挛的肌肉，使过敏性神经脱敏，从而达到治疗的目的。

"络刺者，刺小络之血脉也。" 指浅刺皮下血络的针刺方法，三棱针及皮肤针的刺法均属于此。本法以其刺及络脉，故名络刺。刺络拔罐放血符合《灵枢·九针十二原》"菀陈则除之"的治疗原则，具有活血祛瘀，通络止痛之功；从西医角度来说，上颈部刺络拔罐放血可能消除软组织的无菌性炎症，缓解软组织的痉挛，解除或减轻对上颈部颈神经的理化刺激，从而达到治疗颈源性头痛的目的。

"焠刺者，刺燔针则取痹也。" 焠，火灼之意。燔针，即火针，是用烧红的针，迅速刺入体表以治疗疾病的方法。焠刺具有省时、刺激量大、作用强等优势，即时效应好，且对一些顽症及疑难杂症有独特的疗效。采用火针携高温直达病所，针体周围微小范围内病变组织被灼至炭化，粘连板滞的组织得到疏通松解，局部血液循环随之改善，使椎底动脉供血加速，促进非炎症吸收，并能缓解肌肉和关节韧带的紧张，最大限度地减少患者的痛苦，疗程短、见效快，不易复发。

（二）《官针》诸刺法应用于颈源性头痛刺法特点

1. 依深浅层次施术——合谷刺

《内经》首次把针刺深度分为三层：浅层为皮下，以泄阳分之邪；中层为肌肉浅层，以泄阴分之邪；深层为分肉之间。而在针刺治疗颈源性头痛时，也可将其分为肌痹、筋痹、骨痹。从刺法的作用层次、刺法等方面分析，不同刺法可有共同之处，也有一定的差别。

2. 分部位刺筋施术——关刺、恢刺

关刺和恢刺均用于治"筋痹"，但二者又有不同之处。关刺只直刺关节附近的肌腱，因为筋会于节，四肢筋肉的尽端都在关节附近；而恢刺除直刺肌腱之外，还要从两旁斜刺，是专对筋肉拘急痹痛的部位四周针刺，先从旁刺入，得气后，令患者升举活动关节筋肉，不断改变针刺方向，提插捻转行针同时配合患者升举活动关节筋肉，以舒缓筋急，通筋活络。

3. 以刺激量大小施术——输刺、短刺

输刺、短刺即为分别将不同刺激量大小之刺法用于颈源性头痛治疗，并予以不同刺法名称。

输刺和短刺均用于治疗"骨痹"，即治疗骨与关节疾病。输刺刺激量较小，直刺、深刺至骨后做小幅度提插捻转行针。短刺刺激量较大，深刺至骨后做摇法、提插法或提插捻转结合行针。

4. 按一针多向刺特点施术——恢刺、合谷刺、傍刺、齐刺

颈源性头痛中应用一针多向刺，富有特点。

恢刺、合谷刺、傍刺与齐刺均属于一穴多向或多针刺法，具有刺激强、经络传感快、治疗范围大的优点。对于一些经筋病，尤以经筋结聚处的疼痛或粘连结滞，影响颈椎关节的正常屈伸运动，关节附近经筋结与聚的部位，其病位深，范围较集中，尤其是寒气凝滞久者，单针刺激难以中的，不易奏效的，可"以痛为输"选取压痛点或经筋结聚处，采用多针刺法，来加强治疗痹证的效果。

恢刺专对筋肉拘急痹痛的部位四周针刺，以疏通经气，舒缓筋急。

合谷刺施针在同一腧穴刺向三个不同方向，刺激力强，舒筋通络、行气活血、解痉止痛之功较强，可不留针。

傍针刺针在病灶处，旁侧复加一针以加强针感，以促进经络气血运行，祛瘀除痹，善于治疗痹证日久者。齐刺当病处直下一针，左右两旁各下一针，三针齐下，又称"三刺"，善治病邪范围较小但却深聚的痛证、寒证、痹证。因此，傍针刺侧重痹证日久，而齐刺侧重寒痹小而深。

5. 去菀解痛之特殊针刺方法——络刺、焠刺

络刺与焠刺已非单纯针刺疗法，络刺以浅刺皮下血络达到"菀陈则除之"目的，活血祛瘀，络通痛止，热证尤宜。而焠刺则是通过加热的针体，刺进腧穴将火热直接导入人体，既有针刺之功，又有火灼之效，加强了对经络的疏通作用，寒证尤宜。

（三）讨论

颈源性头痛属于中医学"头痛""头风""痹证"的范畴，头为诸阳之会、元神之府，又为髓海之所在，头位最高，头部所需经络、气血等供养皆须从颈部上传，但颈部活动频繁，易受劳损、损伤，或长期伏案工作及风寒湿邪侵袭，致经脉瘀阻，"不通则痛"；气血上行受阻，以致脑窍有失所养而"不荣则痛"。颈源性头痛根据病变部位又有肌痹、筋痹、骨痹之分。

肌痹、筋痹主要以颈部软组织劳损或痉挛使颈部交感神经受到挤压而出现症状，典型的头痛起于后枕部向颞顶部放射，疼痛性质有间隙跳痛与胀痛，多数颈源性头痛的患者伴有轻重不同的颈部僵硬。《太素·卷二十三·杂刺》注："寒湿之气客于肌中，名曰肌痹。"《素问·长刺节论》："病在筋，筋挛节痛，不可以行，名曰筋痹。"而《灵枢·官针》用于治疗肌痹的刺法分刺、合谷刺，以及用于治疗筋痹的刺法关刺、恢刺均被用于治疗本病。骨痹多因长期劳损，兼受风寒湿邪浸淫导致颈椎关节紊乱、退行性骨关节病变及颈椎间盘病变等病理改变，脊髓、神经、动脉受压引起头痛、头晕等一系列症状。《素问·长刺节论》："骨重不可举，骨髓酸痛，寒气至，名曰骨痹。"治疗骨痹的刺法，包括输刺（五刺）、短刺。此两种针刺均深刺至骨旁，输刺法刺激量较小，直刺深刺至骨后做小幅度提插捻转行针；短刺法刺激量较大，深刺至骨后做摇法、提插法或提插捻转结合行针。

对于颈源性头痛患者，可根据其病位深浅、病情轻重以及寒热虚实的病性不同，而针刺角度、深度、针数、刺激量有所差别，可酌选《官针》刺法中相对优势的刺法，其共同之处在于均针至病所、气至病所，从而达到通痹止痛，消除诸症的目的。

六、经筋释义十论

经筋这个古老的中医名词，近来成为中医界的热词。这里我来谈谈自己的一些观点，涉及它的概念、分布、循行、联系、功能、实质，经筋病的病因、证候和疗法，以及未来经筋研究的发展。

（一）经筋概念的本源性

经筋概念何解？"经"，主要有三种解释，一是指十二经脉，二是指虚词，三是指编织，如织物的纵线；"筋"，较为公认的认识主要有两种，一是指肌腱，二是指整个软组织。那么，经筋概念的本源性意义如何？

"经筋"之"筋"，其概念及理论阐释，《内经》全书散见，几见各篇。如《素问·痿论》言："宗筋主束骨而利机关也。"筋是"五体"之一，主要结聚于关节骨骼部，为肝所主。因此，《内经》中"筋"，分布有位，意义广泛，所属专主，功能特定。

然而，《灵枢·经筋》首次提出"经筋"概念，后世医家对经筋发挥多宗此论。在本文中，"经""筋"联用，仅见本篇，并成专词，渐以俗成，历代沿用。很多学者认为，经筋本意等同于"筋"，仅是强调了从经脉角度对筋的分类与概括。

《灵枢·经筋》认为，十二经筋是由有形有状有功能的类似条索状的组织组成，与十二经脉的其他部分一起组成人体的经络系统，是十二经脉气血输布于筋骨肌肉关节的体系，是附属于经脉的筋肉关节体系，是十二经脉外属部分。汉代许慎《说文解字》对"筋"的解释是："筋，肉之力也。从力，从肉，从竹。"说明"筋"既是指肌腱，又包含肌肉、韧带等在内的附着在骨骼与关节周围的组织，即可谓是人体软组织的总称。汉代许慎《说文解字》对"经"的解释是："经，织也；从糸，巠声。"其本意是指织物的纵线。

人体中"筋"的走向也多为纵向，所以用"经"总结筋的分布。经筋与十二经脉关系主要包括：功能活动有赖于十二经脉气血濡养调节；循行分布与十二经脉相应；形质上体现十二经脉对肢节的联系；使十二经脉在身体结构上的联络更趋稳定、完整、有机、柔韧、动态等。

（二）经筋分布的多维性

如何认识经筋的分布？经筋分布是否为纵线？如何认识经筋在分布过程中的结、聚、散、络现象？经筋分布所过是一维还是多维？

对于经筋的分布，正如张景岳《类经》所说："十二经脉之外，而复有所谓经筋者何也？盖经脉营行表里，故出入脏腑，以次相传；经筋联缀百骸，故维络周身，各有定位。虽经筋所行之部，多与经脉相同；然其所结所盛之处，则惟四肢溪谷之间为最，以筋会于节也。筋属木，其华在爪，故十二经筋皆起于四肢指爪之间，而后盛于辅骨，结于肘腕，系于膝关，联于肌肉，上于颈项，终于头面，此人身经筋之大略也……此经脉经筋之所以异也。"其分布路线，大致与十二经脉路线相同，遍及人体的前、后、左、右和头、面、四肢。十二经筋主要分布于人体体表与四肢，多结于关节部分。

《内经》描述经筋循行分布以经脉为纲纪，其无脏腑属络关系，即十二经筋把人体筋膜系统归类成十二部分，每一经筋，根据其循行路线、联系部位及其方向，分别有不同的命名。如沿本条经筋纵行循行路线分布的部分称为"直行者"；把未沿本条经筋纵行循行路线分布的部分，但与本条经筋联系密切的部分称为"邪（斜）行、支者、别者、邪（斜）外"等。

《灵枢·经筋》对于经筋循行起止有详尽描述，经筋的循行分布以经脉路线为基础，每条经脉的经筋，其体表循行分布与同名经脉的循行分布基本一致，遵循经脉分布的特点。张介宾总结说："凡后十二经筋所起所行之次，与十二经脉多相合。"但是，经筋循行既与经脉循行有关，但又不完全受经脉制约，其循行范围较之同名经脉亦有其不及或所过。经筋循行于体表，通过有规律的密集分布，强而有力的联结与联系，使肢体呈现藤攀状、网络状、层次状、框架状、编笼状的结构，无论在上下肢，还是在躯干，基本将肢体网织成一个立体结构。特别是在关节部位，其纵、横、竖，前、后、侧，点、线、面，呈现出经筋的三维立体构织，以利于经络气血通过经筋渗灌与濡养肢体，从而维持肢体结构稳定及肢体灵活运动等，此也补充了十二经脉未能到达之处。

各经筋在循行中还在踝、腘、膝、股、髀、腕、肘、臂、腋、肩、颈等关节或骨骼处结聚。特别是足厥阴经筋，除结于阴器，并能总络诸筋。诸经筋的结聚处、止点处，其实就是以肌腱等组织为主组成的较大条状、束状、片状、爪状结构，从纵、横、面、层角度来看，也是局部的多维结构。有研究认为，经筋的止点，不能用"点"概念来概括，因不少止点呈条束、片状，如足太阴经筋"其内者着于脊"，附着于脊柱上，呈条束状。

经筋分布的多维性结构，也决定了后世经筋诊治理论的丰富与诊治手段的多样性。

（三）经筋循行的向心性

经筋循行方向为何呈向心性而未成双向性或呈经次相传性？这种向心性是否影响经气流注并对肢体运动有所影响？

十二经筋中手三阳经筋起于手指，循臑外上行，结于角（侧头部）；手三阴经筋起于手指，循臑内上行，结于贲（胸膈部）。足三阳经筋起于足趾，循股外上行，结于顑（面颧部）；足三阴经筋起于足趾，循股内上行，结于阴器（阴部）。也就是说，十二经筋皆起于四肢末端，结于关节，终于头身，呈向心性的循行汇聚。

经筋的这种向心性循行模式的意义在于以下几点：一是显示十二经筋有别于十二经脉"行血气而营阴阳"的生理功能；二是表明十二经筋单向循行，显示其有别于十二经脉的气血流注与以次相传；三是强调十二经筋"各有定位"，要用标本与根结理论解释与指导应用；四是突出经筋的这种向心性分布特性，提示经筋接受十二经脉气血渗灌的先后有序性，在病理方面有轻重缓急性，并为临床提示十二经筋病情的主次性与标本根结兼顾，以及对经筋治疗方法有理论性的指导作用。

（四）经筋联系的特定性

根据经筋循行与分布，特别是结、聚、交、合的特点，体现经筋怎样的特定联系性？这种联系性的意义何在？

十二经筋在循行过程中，手足阴阳经筋主要循行于体表，部分经筋内行于胸腹廓中，不入于五脏六腑。这种最主要的特定联系，意在显示与说明不要完全应用脏腑理论或经脉气血流注理论解释十二经筋的生理与病理。

手足三阳经筋与手足三阴经筋之间没有表里相合的关系，这种联系的特殊性，意在显示与说明经筋病生理与病理之间没有像十二经脉生理与病理那样的表里经之间的相互传变或逆经与顺经传变。

十二经筋在循行分布途中在人体某些特定部位通过不断结、聚、交、合等，使经筋间发生相互联系，表明这种联系疏密有致，因用而设，因形而构，因动而异，因部而变。

十二经筋在循行分布中多结聚于四肢关节部，呈现出"以筋会于节"的特定联系特性。如手六经筋在腕、肘、肩等部位，足六经筋在踝、膝、腘、髀等部位，都是经筋重点会结之处，以保证四肢各关节稳定与保持运动等功能。

在某些特殊部位，有十二经筋的集中结聚分布，而且是多条经筋结聚于同一部位。如足三阳、手阳明之筋皆结于頄（面颧部）；足三阴、阳明之筋皆聚于阴器（生殖器）；手三阴之筋结合于贲（胸膈部）；手三阳之筋结于角（侧头部）。这既是对标、结理论的经筋形质化的体现，也说明这些部位的重要性。

十二经筋间通过循行过程中的相交、相合显示经筋间交合的特定联系。如足阳明之筋"合少阳""上合于太阳"，足少阴之筋"并足太阴之筋""与太阳之筋合"，手少阳之筋"合手太阳"以及手少阴之筋"交太阴"等。通过相交、相合，说明经筋之间彼此有相互协调、沟通、联络、整合、强化、固定等作用。

（五）经筋功能的多元性

十二经筋有何生理功能？其通过"筋之力"而体现的运动功能，还是有其他多重功能？经筋功能是否呈多元性？

筋的形态与分布，决定了经筋的基本特性与功能。经筋分类不同，功能属性有别。手足三阳行于外，其筋多刚，手足三阴行于内，其筋多柔。而足三阴、阳明之筋皆聚于阴器，故曰："前阴者，宗筋之所聚，太阴阳明之所合也。"根据筋肉形态和功能之别，又有大筋、小筋、膜筋等区别，如大筋附于骨属，维筋维系柔筋，缓筋为腹内柔筋，而普筋乃脊内之筋，在肠胃之后。

因此，经筋包含了维系形态、利于运动等方面的作用，显现其功能多元化。第一，联络四肢百骸，以维络周身组织，固定保护内脏。十二经筋在全身各关节部位结聚，从而使得周身百骸相互连接，使躯体各部保持一定的位置，从而使人体固定有形，体态正常；同时，十二经筋纵横交错，结聚散络，广泛分布，遍于全身，使人体成为一个有机整体。足太阴经筋分布于胸腔、腹腔，并附着于脊，对于位于体内脏腑，有保持固定位置的作用。第二，主束骨而利机关，以司关节运动。经筋共司关节运动通过三个环节实现。一是通过"束骨"。经筋通过束骨，相对稳定骨关节以约束骨骼活动度。二是通过筋的强而有力的连属。骨与骨的连接就是关节，经筋附着于活动度相对较大的四肢骨骼关节，以主其各种运动。肢体的内收外展、躯干的屈伸仰俯，活动有度，这个"度"是由筋来维系与完成的。三是十二经筋"利机关"。经筋"皆属于节"，并且可以"利机关"，以利司关节各种运动完成。肢体旋转、伸展、行进等，要依靠经筋的筋肉牵拉，故肌肉收缩是关节活动的动力与保障。十二经筋集结了肌肉、筋腱、筋膜、系膜等多种组织的功能。第三，筋之不同状况，以反映脏腑功能及病候。人体内脏功能的盛衰，常由经筋运动功能强弱而表现出来。经筋是否易于损伤，修复时间与程度之快慢，可以反映脏腑功能强弱。例如经筋功能下降，关节易于劳损，且难于修复。经筋循行通路病痛，或关节疼痛，既可观察经筋受损情况，还可反映内脏功能强弱。

（六）经筋实质的多解性

经筋的实质是什么？借助现代解剖学、神经学、组织学、影像学等，能否探索经筋的实质？现有的各种研究结果，能否代表经筋的实质？

自经筋理论诞生以来，历代就有较多关于经筋实质的探索研究。总体来说，目前关于经筋实质的研究，主要是以解剖学方法，通过与解剖分类比拟对照的方法为主。现阶段的经筋实质研究，尚未能达成共识。归结起来，目前的结果主要有以下几类。

1. 神经专属说

此说认为经筋实质是神经组织。

2. 软组织所属说

中医有关教材及一些学者认为，经筋相当于解剖学中四肢与躯干部位的软组织。如《中医筋伤学》教材中认为"筋"主要指肌腱、筋膜、关节囊、韧带、腱鞘、滑液囊、椎间盘等软组织。

3. 运动力学说

薛立功教授在此方面作出了很多贡献。他倾向于从运动力学角度阐释十二经筋是身体的 12 条力线及其相关结构。

4. 筋膜系统说

原氏等提出，遍布全身的结缔组织筋膜支架以干细胞为核心，在神经系统和免疫系统的参与下构成一个新的独立功能系统，即筋膜系统。

5. 多组织相关说

此说把经筋与多种组织相联系，王氏认为经筋是肌肉（主要是肌腱和韧带）以及周围神经。

6. 筋膜与膜原说

吴氏等则在对经筋与膜原文献研究的基础上，认为中医的"筋"与"膜"共同构成了全身的筋膜支架，"经筋""膜原"与全身筋膜支架，在结构上存在共性。

各家对于经筋的探索，都对经筋实质研究起到了很好的推动作用。其不同的结果与认识，都在一定层面上揭示了经筋的科学原理。值得肯定的是，经筋有形有质，有解剖学依据，局部有位，全身有征，涉及广泛。尽管有单一组织的所属论，但多数还是认为是多组织、多结构、多系统、多机制的共同参与，完成了经筋的功能。这种研究展示了中医的整体论及其与经络相关的系统论。

（七）经筋致病的多因性

经筋病，从现代临床所属科别来讲，主要属于骨伤科、软组织科、疼痛科、运动医学科等。那么，经筋病的病因主要是什么？是单一病因，还是多重病因？

经筋病的病因主要有：风邪留滞，损伤经筋；寒主收引，挛急疼痛；热邪偏盛，经筋弛纵；燥邪伤筋，筋失濡润；湿邪浸淫，经筋壅滞；饮食偏嗜，有碍筋润；七情所伤，经筋郁滞；过劳所伤，筋失所养。

筋病以肢体疼痛和功能失用为主要临床表现。经筋病致病因素较为复杂，呈现多重性的特点。临床所见经筋病，也多为多种病因之结合，较难说是单病因之咎。此外，筋病的发生与人体骨骼关节的形状和力学结构也有关。临床要察筋之特点，"审筋求因""辨证求因"。

（八）经筋病候的错杂性

经筋病候在传统文献记载基础上，现代有何新的认识？这些新认识是对经筋病候的深化、补充还是局限与偏识？激痛点、肌筋膜链等涉及经筋病候与病灶点的西医新观点，是否会替代传统的经筋理论与诊查方法？经筋病候呈现的是否为错杂性特点？

经筋基本病候是疼痛与运动失常。经筋病候的主要表现是筋急、筋纵与运动异常。从临床来看，经筋各种病候多是经筋循行所过之处筋肉、关节等疾患，以疼痛和运动障碍为主。

经筋病病邪不同，症状有别。临床所见，首先，经筋因受邪不同，病候有别。《素问·痹论》言："凡痹之类，逢寒则虫，逢热则纵。"因寒拘急，因热弛纵。其次，在致病因素相同的时候，由于受邪经筋及其部位的不同，也会出现不同的临床表现，故《素问·生气通天论》云："湿热不攘，大筋软短，小筋弛长，软短为拘，弛长为痿。"

筋结处病痛主要表现为神经肌肉症状。沈氏研究认为，《灵枢·经筋》记载的经筋主要病候，发病部位多为所结之处即肌肉在骨骼上的附着点或神经容易被卡压的部位，主要症状为麻木、痉挛、疼痛、弛缓无力等神经肌肉症状。这种把神经肌肉症状与经筋病候相联系与归纳的方法，对于经筋病候分析与掌握有一定的意义。

筋膜炎涉及经筋病候主要病机。原氏等认为，筋痹临床表现为筋脉拘急，关节疼痛而难以屈伸，相当于西医学所指筋膜炎等病，其所总结的筋病主要为筋痹、筋痿、挛急、瘛疭、痉病等证型。筋痿是以肢体挛急，屈不能伸，渐至痿弱不用为主要表现的一类病证，即西医学中重症肌无力、阳痿等病。

病灶点是经筋病候主要反应之处。经筋为病与筋结、病灶点有密切关系。中医的各个学科，如骨伤科、外科、针灸科、康复科、脑病科、风湿科，几乎都涉及筋结病灶点等。人体的各个关节都可有筋结疼痛。筋结点多是人体脏腑经脉病变反应的部位所在。筋结或结筋点，多位于关节的周围，易损易伤易劳易病。

筋结、病灶点，现今人们对此多予以关注，这是因为：其一，在理论与传统经验上，《灵枢·经筋》提出了经筋病"以痛为输"的理论与诊治原则。其二，解剖学及病候学得以验证。其三，西医学提出了激痛点、扳机点、痛敏点、敏化点、肌筋膜链等概念，与筋结病灶点有相关之处。其四，近年来大量影像与肌肉超声等相关研究证实，其生理病理方面有确切依据。

激痛点、肌筋膜链等，与筋结点、病灶点有重合之处，但不完全相同。激痛点、肌筋膜链等认识拓展了经筋研究。经筋病候研究，结合西医的激痛点、肌筋膜链等学说及软组织学说研究，将会使对经筋病候、病灶点、反应点、特异性体征的认识，以及诊治理论、方法、经验更全面，也富有西医学内涵，并增加对经筋科学机制的研究。

（九）经筋疗法的丰富性

什么是经筋疗法？经筋疗法有几种主流疗法？如何看待经筋疗法的多样性与丰富性？

经筋疗法是基于经筋理论指导下的各种疗法的总称。经筋疗法包括范围很广，临床一切基于传统经筋理论指导下的能用于疾病诊治与保健、养生的所有方法，皆属于经筋疗法范畴。例如，针刺类包括毫针、芒针、火针、电热针、长圆针、银质针、杵针、铍针、刃针、浮针、筋针、圆利针、小针刀等；钩活术类；推拿按摩类；罐法类；刮痧、外敷药物等外治类等。这些都属于经筋疗法的基本方法。因此，目前还未形成一种或多种能代表经筋主流的疗法。这种针具多样化、手法特色化、操作个性化、治疗普及化的态势，正是体现了经筋疗法的蓬勃发展与丰富多彩，象征着经筋疗法有更大的拓展空间与旺盛的生命力，也表明经筋有重要的理论价值与应用价值。

经筋疗法含有针具或药物、手法应用、理论指导等要素。经筋疗法呈现多种方法杂合、以痛为输、安全有效、理论严密等特点。其中所适应的病种，都是临床常见病与普适病种，且能显示较好的疗效。

目前，各地还逐渐形成了多种经筋疗法的流派。一些较有影响的经筋针具的推出与疗法的涌现，如长圆针、银质针、杵针、铍针、刃针、浮针、筋针、圆利针等的应用渐成气候，并进而朝流派方向发展，一批学者与专业人才正在成长，为经筋的传承、推广与应用发挥着重要作用。

（十）经筋研究的前瞻性

经筋未来如何发展？经筋疗法如何不断丰富及推进应用？怎样进行经筋的机制研究？

十二经筋是中医针灸学的重要理论之一。在经筋理论问世与应用的历史长河中，历代医家经过不懈努力，代有传承，渐有发挥，使经筋理论与经筋疗法不断丰富，为针灸学的发展及大众健康作出了贡献。随着现代科学、医学及实验研究技术的发展，未来的经筋理论与应用将会有更广阔的发展前景，并预测经筋在以下几方面得以推进。

经筋理论不断完善。在现有经筋理论的基础上，加快经筋现代理论研究步伐，以科学的语言、解剖学依据、中医理论指导，在针灸学总体架构下，构建经筋自身的理论新框架。

经筋机制不断揭示。相对于具有数千年历史的中医学、针灸学的发展，经筋研究还处于起步阶段。今后要大力研究经筋与中医学、针灸学、现代解剖学之间的关系。特别是要研究与经筋密切相关的肌肉、骨腱、筋膜、肌筋膜链、骨膜、韧带、神经、结缔组织等组织形态之间的关系，应用形态、生理、生物、分子、病理等手段，以及肌骨超声、影像学等技术探索经筋功能，以独特的视野与思维，以临床应用为核心，研究经筋病生理病理机制，逐渐为揭示经筋的实质而努力。

经筋疗法不断丰富。在目前崇尚实用技术形势与要求下，不断研究经筋新针具、新诊法、新技术、新手段、新思维，丰富经筋实用新疗法，提高经筋病临床诊治技术和疗效，并推进经筋技术的普及与应用，促进经筋疗法临床规范化进程。成立相关协作组、研究团队，开展临床经筋学的研究，尤其是借助现代研究手段研究经筋疗法，使之既有实用价值与临床疗效，又有临床机理的阐明与揭示。同时，还要丰富与扩大经筋治疗病种与诊治疑难疾病的方法。将目前医学界普遍关注的热点，如激发点、痛敏点、病灶点等结合研究，寻找规律，力争在经筋框架与理论层次予以阐释和应用有关新理论、新观点、新方法，使经筋疗法更具传统理论指导下的时代特色。

经筋标准不断规范。目前临床仅经筋诊治针具不下数十种。如何在经筋临床的基础上，开展针具优化及适应病种研究等，还需解决。而现今经筋诊治还缺乏相应的临床规范，今后要分期分批设立经筋诊治操作的针具规范、疗效评价标准的课题，加强经筋标准化、规范化研究，并通过相关经筋标准的设立，更好地使经筋理论与疗法走向国际。

七、"廉泉、玉英、津液之道"释疑

"廉泉、玉英者，津液之道也"，出自《灵枢·胀论》。历代医家对此从不同的角度和立场提出不同的看法及观点，众说纷纭，没有一致的看法。本人为了探索本义，温习大量的文献，并加以分析总结，现简明阐述如下。

（一）廉泉释疑

关于廉泉的解释，查阅到有以下三种说法。

1. 任脉经穴名

如张景岳《类经·疾病类》认为"属任脉"；日本的丹波元简《灵枢识》认为是"任脉经穴"等。诸多医家多作此解释。

2. 指舌下腺

安徽中医学院和上海中医学院编写的《针灸学辞典》注为"津窍之一，

为分泌津液的孔道"。

3. 指舌下两脉

《素问·刺疟》曰:"舌下两脉者,廉泉也。"《针灸大辞典》引用此说法,又将其解释为"舌下两脉"。

廉泉为任脉经穴的说法,似乎违背经旨。纵观古今文献,未见廉泉穴为"津液之道"的载述。至于针刺该穴对流涎、口干等病证有效,是从治疗角度而言的,不能与生理功能混为一谈。

廉泉为舌下两脉说似也欠妥。因为《素问·刺疟》尚有"刺舌下两脉出血"之句,即用刺舌下两脉出血的方法治疗疟疾。故显而易见,"舌下两脉"无疑是指舌系带两旁之静脉,《经穴汇解》曰:"是谓两脉中央也。"即点刺两脉中央,实为今之金津、玉液穴,属经外奇穴,并非"津液之道"。

廉泉为舌下腺之说,似乎较为妥当。舌下腺位于舌下区(下颌腺亦开口于舌下肉阜,故还应包括下颌腺。下同),能不断地向口腔分泌唾液,与《灵枢·胀论》所述较为吻合。《灵枢·口问》也说:"胃缓则廉泉开,故涎下。""廉泉"的本义应当是指舌下腺而言。《太素·卷二十七》杨上善注曰:"廉泉、舌下孔,通涎道也……若为好味所感,神者失守,则其孔开涎出也。"此"舌下孔""通涎道",无疑是指舌下腺及其舌下腺管在舌下之开口处。

(二)玉英释疑

对玉英的解释,也有三种说法。

1. 玉堂穴的别称

张介宾《类经》和丹波元简《灵枢识》等多作此解释。

2. 龈交穴

张隐庵《黄帝内经灵枢经集注》转载玉师曰:"玉英谓唇内之龈交。"

3. 部位名称

杨上善在《太素·卷二十九》中云："玉英复为溲便之路。"《针灸学辞典》中说杨氏"是将玉英解释为前阴部"。

详细查阅诸多文献，均未见有玉堂穴为"津液之道"之类的载述，将玉英解释为玉堂穴既违背经旨又违背医理，故此说法不能遵从。

玉英作龈交穴说，更与经文之义不相及。

玉英姑可释作前阴部，但此与经文前后文义相去较远。

本人经过探究认为，玉英应指舌下腺所分泌的唾液（口津）。其原因是：①《内经》中掺入了许多道家思想，玉英即为道家术语之一，意指口中津液。道家名著《云笈七签·卷十一·脾长章第十五》云："含漱金醴吞玉英。"并注："金醴、玉英，口中之津液。"《事物异名录·形貌·口津》也云："道家内景注，金醴、玉英，谓口中之津液也。"含漱金醴吞玉英，是养生者常用方法之一。早在《内经》中即有类似记载，《素问·刺法论》说："所有自来肾有久病者，可以寅时面向南，净神不乱思，闭气不息七遍，以引颈咽气顺之，如咽甚硬物，如此七遍后，饵舌下津令无数。"②与廉泉（舌下腺）功能相印证。舌下腺为人体上部重要腺体之一，所分泌的唾液也是消化道的重要液体之一，是全身津液不可缺少的组成部分。

（三）经文意义释疑

以往医家对此经文多是随文释义，不足为取，如释为："任脉的廉泉、玉英二穴是津液通行的道路"；"廉泉、玉英是分泌津液的通道"；"廉泉至玉英二穴是津液所行的道路"等。惟张隐庵《黄帝内经灵枢集注》释曰："盖水谷入胃，其味有五，津液各走其道……其流溢于下之津液，从任脉而出于廉泉、玉英，以濡上之空窍。"张氏解释虽颇费苦心，有所见地，然因廉泉、玉英词释有误，故亦未中肯綮。

综上考证，原文应释为：舌下腺分泌口津，为人体上部津液的主要通道之一。

八、从天人相应"易感三性"论骨痹发病相关性

（一）人与天地相参的气候学因素相关性

《素问·至真要大论》指出："至而和则平，至而甚则病，至而反者病，至而不至者病，未至而至者病。"文中指出正常的气候变化，有利于健康，异常的气候变化，是疾病产生的重要原因。《灵枢·邪客》亦有云："人与天地相参也，与日月相应也。"这完全符合中医学的"整体观"，即把人体与整个自然界看作一个整体。说明人体必须顺应自然界的各种变化，产生相应的生理变化，才能进行正常的生理活动。当气候变化剧烈，自然会影响人体生理功能，进而产生病理变化。以骨性关节炎症性疾病（中医称之为"骨痹"）为例，其发病更是与气候变化有关。此从一个侧面说明人体骨关节炎症性病变，也有天人相应的气候相关的因素。

（二）人与天地相参气候因素对骨关节炎性病症发病相关性

1. 骨痹证状与气候变化与相关性

以骨性关节炎为例来说明天人相应这个观点。骨性关节炎是一种以关节软骨的变性、破坏及骨质增生为特征的慢性关节病，是我国四大老年病之一，属中医学"骨痹"范畴。临床上以关节肿痛、骨质增生及活动受限为常见症状。该病的发病原因十分复杂，通过长时间观察，我们发现在骨性关节炎的发病诱因中，气象因素约占30%，特别是快速、急剧的气候变化会诱发和加重骨性关节炎，很多患者出现了"相信天气""预报天气""感受天气"的现象。

2. 骨痹发病与寒湿气候节令相关性

参照《中华人民共和国中医药行业标准：病证诊断疗效标准》中骨痹的证候分类，将其主要分为三个证型。

肾虚髓亏：关节隐隐作痛，腰膝酸软，腰腿不利，俯仰转侧不利。伴有头晕，耳鸣，耳聋，目眩。舌淡红，苔薄白，脉细。

阳虚寒凝：肢体关节疼痛，重着，屈伸不利，天气变化加重，昼轻夜重，遇寒痛增，得热稍减。舌淡，苔白，脉沉细缓。

瘀血阻滞：关节刺痛，痛处固定，关节畸形，活动不利，或腰弯背驼，面色晦暗。唇舌紫暗，脉沉或细涩。

上述三个证型，肾虚髓亏证、阳虚寒凝证，都属于虚寒病证，都会因寒湿气候而表现为症状加重；瘀血阻滞证型，其瘀血也会因寒得凝而表现为症状加重。

因此说来，骨痹诸证型表现的各种病症，如老寒腰、老寒腿等具有典型特征的骨关节炎性病变往往因寒湿天气而发作或临床症状明显，表现为天人相应寒湿气候时令病发显著特征。

（三）人与天地相参与骨痹"易感三性"相关性

体质、环境、时令对发病皆有所影响，此也印证了"易感三性"因素的相关性。

1. 体质易感性

体质易感性属于人体内环境对于气候变化（主要是风、寒、湿等病邪）的易感性。

人们的体质各有不同，不同体质对不同病邪易感性不同。肾虚髓亏者，本骨髓生化乏源，致骨髓空虚，骨骼失养，另"肾主水"功能不足则体内水湿易停聚，此时外感水湿之邪入体，流注关节，则易发为本病。阳虚寒凝患者本阳气虚弱，寒凝于内而经络不通，此时如外感寒湿之气则易使寒湿之邪流注关节，阻遏阳气，关节痹闭不通，故而发病。瘀血阻滞型骨痹患者，本瘀血阻络，经络不通，使气血精微不能濡养全身，久则使人体正气空虚，易受外邪进犯，故若外界寒湿之邪强盛，则易直中入里，侵犯关节，引起疼痛。

2. 时令易感性

采取科学的统计学方法，观察四川、重庆、北京三地临床搜集而来的

18～75岁的患者病历资料，主要通过对每次病情变化（发病、加重、缓解）的时间点、持续时间、症状体征分级量化评分以及气象相关指标（温度、水气压、相对湿度、海平面气压、风速等）等相关数据的整理，希望能够找到骨痹发病与时节、地区、气象等因素的相关性。研究发现，四川、重庆、北京三地1月、2月及11月、12月发病人次较高，即秋末和冬季发病较多，其中3种证型患者的发病人次均与温度、水气压有显著负相关性。这也从另一方面印证了《素问·痹论》所载："所谓痹者，各以其时，重感于风寒湿之气也。"

3. 环境易感性

北京位于华北平原，气候为典型的暖温带半湿润大陆性季风气候，夏季高温多雨，冬季寒冷干燥，春、秋短促。重庆位于长江流域上游，地处四川盆地，长江、嘉陵江交汇之处，属夏热冬冷地区，冬多云雾，日照时数少，寒湿较盛。成都横跨四川盆地、川西高原，为亚热带季风气候，气候温和、四季分明、无霜期长、雨量充沛、日照较少。虽然三地气候各不相同，但秋末及冬季气候寒冷时发病人次均较多，这与中医对于痹证的病因认识较为统一，正如《素问·痹论》所说："风寒湿三气杂至，合而为痹也。"宋·窦材《扁鹊心书·痹病》曰："风寒湿三气合而为痹，走注疼痛，或臂腰足膝拘挛，两肘牵急，乃寒邪凑于分肉之间也。"均说明外界的风寒湿邪是引发痹证的主要原因。

以上从内外两个方面来说明了发病病机。同时根据中医"治未病"及"三因制宜"的观点，提出要根据不同的环境、时节、体质来调节个人的生活方式，使得人体能够顺应自然界的各种变化，不至于被"太过"和"不及"的气候与环境所伤，以使能够达到"天人相应"的境界，这样才能保持"阴平阳秘，精神乃治"的状态，从而达到延年益寿、保摄养生的目的。

九、耳穴时间刺灸说与疾病治疗

《内经》的时间医学理论千百年来一直指导着中医临床实践。其中有关时间刺灸学的内容，是针灸临床重要的理论依据。然而，就针灸临床对《内经》时间医学理论的应用而言，往往仅限于体穴，几乎不涉及耳穴。我查阅了国内外针灸文献，有耳穴时间医学内容者寥若晨星，更未明确提出耳穴时间刺灸说。经过研究我认为，在《内经》时间医学理论指导下，耳穴与体穴相似，也可进行择时刺灸，故而提出"耳穴时间刺灸"之说，并结合临床治疗就其立论依据进行探讨。

（一）耳穴施治具有中医时间医学理论指导的生理基础

《内经》认为，天人相应，日月星辰转移、四时季节更替，都影响着人体脏腑、经络的生理活动。《内经》时间医学理论的产生、应用，主要是以脏腑生理功能、经络循行分布、气血流行等为依据。耳与脏腑、经脉的联系十分密切，耳为经络循行所及。马王堆出土的医学帛书《阴阳十一脉灸经》就载有与上肢、眼、颊、咽喉相联系的"耳脉"，至《内经》成书时，"耳脉"已发展成为手少阳三焦经。《内经》除记载了一些耳穴外，还对经络与耳的联系做了系统的论述，指出手太阳、手阳明经脉的循行路线均入耳中，足阳明、足太阳经脉循行分布于耳廓周围，其他一些阳经经筋也与耳有联系。六条阴经则通过经别或络脉与耳相联系或分布于耳周。由于十二正经都与耳有着直接或间接的联系，故《内经》将其概括为"三百六十五络，其血气皆上于面而走空窍""耳为宗脉之所聚"。

耳为脏腑气血所濡。《灵枢·脉度》云："肾气通于耳，肾和则耳能闻五音矣。"《素问·金匮真言论》云："南方赤色，入通于心，开窍于耳。"《素问·脏气法时论》云："肝病者……虚则……耳无所闻……气逆则头痛，耳聋不聪。"《素问·玉机真脏论》说："脾……不及，则令人九窍不通。"由于《内经》未提及肺与耳的关系，故《难经》补充说："肺主声，故令耳闻声。"后世医家根据《内经》耳与脏腑相关的理论，还提出了耳背分属五脏的观点，《厘正按摩要术》云："耳珠属肾，耳叶属脾，耳上轮属心，耳皮肉属肺，耳背玉楼属肝。"由此可见，五脏与耳廓生理上息息相关。

（二）耳穴施治涉及时间病理学及诊断学

《内经》认为，脏气法时，各经气血盛衰有时，故耳与其相应，生理、病理、诊断、治疗皆因时而异。《素问》曰：肝病虚证则"耳无所闻……气逆则头痛，耳聋不聪"；"邪客于手阳明之络，令人耳聋，时不闻音"等。此病理现象乃由于足厥阴肝经、手阳明大肠经在所主时辰内经气变动之故。按脏腑十二经脉气血流注规律，早上 1～3 点、5～7 点分别是气血流注足厥阴肝、手阳明大肠经时间，逢时为盛，邪气未衰，经气壅遏，耳窍失聪，属实；过时为虚，经气不足，耳窍失养，属虚。《灵枢·五邪》说："邪在肝，则两胁中痛……取耳间青脉以去其掣。"这表明肝病之胁痛可影响到耳，使"耳间青脉"显现，同时又说明了"取耳间青脉"可以治疗肝病，若引入肝病及耳的时间病理、刺耳治肝的时间治疗学和相应内容解释，亦颇合经旨。相传祖述华佗遗意的《中藏经》说："肾绝……耳干……六日死。"此乃对《内经》望诊方法的丰富和发展，是将《内经》中如观"耳间青脉"诊肝病胁痛等论述再充实察耳廓以测预后的时间测病学内容的典型例实，它对今之探讨、应用耳穴时间刺灸学问题不无启迪。

在《内经》时间医学理论的指导下，亦有少数医家对耳穴的有关生理、病理、应用有所认识和发挥。清代汪宏在《望诊遵经》书中专列"诊耳望法提纲"一节，对耳廓诊法颇有见地，从色、形着手，对望耳察病的概述更具特点，指出："（耳）以色言之……黄赤者，多热气；青白者，少热气；黑色者，多血少气。黄赤为风，青黑为痛，白为寒，属分五行，亦应乎五脏也。"此段论述从时间医学方面而言，至少可剖析出三层含义。其一，将耳廓色泽分属五行，应乎五脏，说明四时气候变化不但对脏腑活动，而且对耳廓生理、病理产生影响；其二，根据五行配属脏腑及五行生克关系，提示耳穴的应用可仿照体穴，逢时泻其脏腑、经脉之实，过时补其脏腑、经脉之虚；其三，热气及气血多少表明，耳穴应用要考虑到该时辰内流注耳廓经脉的气血盛衰、多少，以择时间、择经脉、择手法而治，冀能调整气血盛衰，扶正祛邪，达到阴阳平衡之目的。

基于耳廓与脏腑、经络的生理、病理等关系，《灵枢·卫气行》提出的候时要依气之虚实而行不同针刺方法的择时刺灸之原则，也同样是耳穴施治之圭臬，即："谨候其时，病可与期；失时反候者，百病不治。故曰：刺实者，刺其来也；刺虚者，刺其去也。此言气存亡之时，以候虚实而刺之。是故谨候气之所在而刺之，是谓逢时。病在于三阳，必候其气在于阳而刺之；病在于三阴，必候其气在阴分而刺之。"

（三）中国耳针具有中西医结合的模式

《内经》对耳穴的认识和时间医学的思想，对今天深入研究和应用耳穴，对西医学逐步认识、重视并建立时间生物医学产生很大的影响，也促进了中国耳针的中西医结合的独特模式的形成。三十多年来，我国耳穴研究取得了很大进展，主要表现在耳穴数量由少到多又由博返约，整体上的耳穴研究水平不断提高。不仅对《内经》"肺主皮毛""肝开窍于目""心与小肠相表里"等中医脏腑经络学说在耳穴学术研究中的意义进行了探讨，而且验证了"胎儿倒置"学说及部分国外已发现的耳穴，从而形成了应用中西医两套理论指导、具有极高实用价值的中国耳穴研究模式。耳穴名称中就有一些中西医双重意义的命名，如心、肝、脾等，它既有实质器官的意义，又有中医独特的脏腑学说内容，而中医的脏腑学说及五脏法时等理论正是源于《内经》。至于现今大概念耳穴，如皮质下、内分泌、交感等，其含义较广，如"皮质下"，词义涉及大脑皮层以下诸部位（整个脑干）及边缘系统。我国的耳穴图制定既采用了《内经》的有关理论及古代医家提出的经过千百年临床验证而施之有效的耳穴，又对法国 Nogier 博士提出的许多耳穴进行了验证和筛选，集中反映了我国现阶段耳穴研究、应用的一些实践经验和成果，所以它能为诸多国家接受、采用，也为今后临床对耳穴进行择时刺灸提供了条件。

西医学近年来比较重视对《内经》时间医学的研究，并加以验证、肯定，也注意到时间生物学在其领域中的应用，形成时间生物医学，以择时诊疗、择时用药（激素、利尿、安眠、调整免疫功能药物应用理论等）；择时矫正病理节律，防治某些疾病，以节约药物、减少毒副作用，提高治愈率。耳针融合了中西医学理论，其诊治也应将《内经》的中医时间医学思想与现代时间生物医学相结合，以形成具有中国特色的耳穴时间诊断学、耳穴时间刺灸学、耳穴时间治疗学等。

（四）耳穴时间刺灸说与疾病治疗

现代临床充分证实了耳与脏腑、经络相联系的理论，并为耳针与中医时间医学相结合的临床应用提供了客观的科学依据。谢珊通过采用子午流注择时耳穴贴压法治疗抑郁症伴失眠，分别在辰时脾胃经最旺的早9点、午时心经最旺的中午 12 点、戌时心包经最旺的晚 8 点进行耳穴按压，对改善患者睡眠质量，降低抑郁水平，改善患者的认知水平，同时提高自我效能感有助益。张晓琴等使用耳穴贴压结合子午流注时辰疗法可以有效缓解患者术后疼痛的程度，减少术后止痛药物的使用量，从而提高患者的舒适度及对疼痛控制的满意度。张蓓蓓等采用子午流注理论指导下的择时耳穴贴压（胆经、肝经开穴时间贴压）对肝癌疼痛的止痛效果比随机时间耳穴贴压止痛效果更显著。李冬秀等报道子午流注择时耳穴贴压（寅时、申时）可减轻肺气虚证慢性阻塞性肺疾病稳定期患者呼吸困难程度，延缓肺功能下降。

综上所述，不同时间按压耳廓的反应穴区，可治疗内在脏腑的不同症状、不同节律、不同原因的疾病，耳穴处方要随着内脏的相应时间的病理节律而做出适当的调整。

总之，根据《黄帝内经》有关时间医学理论的文献记载，古今医家在此方面的临床实践、时间生物学理论在西医学领域中的验证与应用研究结果的相继出现等，都可支持"耳穴时间刺灸说"。因此，耳穴刺灸，法宗《黄帝内经》，择时而治，既有依据，又很有临床应用必要。

十、痹证诊疗学术与临床应用浅论

痹证主要是指风、寒、湿等病邪侵袭，经脉闭阻，气血不畅的一类病证，以皮肉、筋骨、关节酸痛、麻木、重着等为主要临床表现。该病具有较高的发病率和致残率，且目前尚缺乏针对此类疾病的特异性治疗方法。本人数十年来一直从事中医临床工作，在诊疗痹证方面感悟颇深，效果显著。

（一）腔窍理论

《说文解字》中"腔"字的解释为"内空也，从肉从空，空亦声"。"窍"字为"空也，从穴敫声"。经统计，《黄帝内经》中窍字共出现 54 次，其义多种，多为代指眼耳口鼻等七窍或九窍，也可指空窍、脑窍等。窍乃人体内外沟通之门户，如眼、耳、口、鼻、脊椎神经孔等穴位。腔是人体内形态立体，由骨骼、软组织包绕的相对密闭的组织结构，如关节腔、胸腔、脊髓腔、腹腔等。腔亦有窍，腔窍为腔体与外界交感的通道。人身之腔体经筋结聚、经脉环周、经气充盛、血管丰富、神经纵横、组织丰富、结构复杂，外邪侵袭、经脉不畅、经筋挛纵、神经卡压、血管阻滞等情况多发，皆可引发痹证。医者可根据腔窍功能特点，在腔窍部位采用扪、按、探等方法对痹证病位、病机、病势等情况精准判定，亦可采用针刀、长针、火针等多种针具循窍入腔施加干预，补虚泻实，疗效显著。

根据腔窍理论判定痹证病位、病机、病势等情况可用以下方法：

一为扪。将手掌扪到所患腔体腔窍处感触温度、柔韧度、润滑度以及是否有肌肉萎缩、僵硬、骨质增生变形等情况。

二为按。将手指并拢，按压腔窍以体会腔体是否有组织液、肿大以及骨擦音。

三为探。用毫针循窍进入腔体，观察患者进针反应、进针难易度、得气强弱。

四为动。适度转动患处肢体关节，观察患者关节活动度，是否有疼痛、酸楚症状加重或减轻，以及关节转动方向对疼痛、酸楚症状的影响。

根据腔窍理论针刺疗痹的具体方法如下所述。

1. 根据患病部位腔窍分布定头尾

不同患病部位，针刺穴位排布方式不同。脊椎腔患病时，多以患病椎体上一椎体对应夹脊穴、背俞穴作为头穴，下一椎体对应夹脊穴、背俞穴作为尾穴，对头、尾穴以及头尾穴之间的夹脊穴、背俞穴施治。膝、肘、踝、腕等关节腔患病时，多以关节上、下 3 寸作头尾，在这一范围内根据经筋、经脉分布情况排布穴位。肩、髋患病时，以阿是穴为圆心，4 寸为半径，在这一圆形范围内酌情排布穴位。

2. 根据针刺部位腔窍结构定针向、针深

各腔体体积、运动功能、病变状态不同，腔窍的宽窄、大小、厚薄亦有别，针刺方向、深度需有所区分。针刺腰背、颈项部背俞穴、夹脊穴时，朝脊神经前角方向刺，深度为 1～3 寸。针刺膝部时，可沿内外犊鼻以及内外犊鼻中线略下髌韧带处向关节腔内针刺，深度为 0.8～2 寸。针刺肩关节时，可

从肩前进针向肩贞透刺，亦可反之，标实为主多从阳经刺向阴经，本虚为主多从阴经刺向阳经，针深为 1～2 寸。针刺髋部时，可从居髎、髀关、环跳、承扶、秩边刺向髋关节腔，深度为 2～3 寸。针刺肘部时，可从曲池、尺泽、曲泽、少海、小海等穴向肘关节腔刺，深度为 0.5～1.5 寸。针刺踝部时，从照海、商丘、解溪、申脉等穴位刺向踝关节腔，深度为 0.5～1.2 寸。针刺腕部时，从阳溪、养老、神门等穴刺向腕关节腔内部，深度为 0.5～1 寸。

3. 根据腔窍辨证结果定针具、刺法、刺激量

根据扪、按、探等手法在腔窍处采集得来的信息，结合舌脉等资料进行辨证。病势急、病程短、病位浅者，多用毫针在腔窍处行扬刺、分刺，配合针刀对经脉阻滞、经筋结滞处行合谷刺、恢刺，刺激量宜大。病势缓、病程长、病位深者可用长针沿腔窍进入腔体内行短刺、齐刺、输刺，刺激量稍小。对迁延不愈、虚寒甚者，多采用火针焠刺。

临床运用腔窍理论的注意事项：一为熟悉人体各部解剖结构、神经走行、血管分布等情况，避免因误治导致神经切断、动脉出血、组织液外渗、腔体感染情况发生；二为糖尿病、精神病、凝血障碍、合并严重并发症慎重采用此理论行针刺治疗；三为医者需在平时注重针灸指法、指力、刺法的练习。

（二）功能带理论

脊柱是人体重要结构，居于后背正中，上接头颅，下达尾骨，为人体支柱，内有脊髓，外连神经，上承脑髓，是中枢神经系统的重要组成部分。脊柱走行位置与督脉循行线路相合，脊柱两侧有足太阳膀胱经分布。五脏六腑之气根据自身位置高低输布于脊柱外侧的背俞穴，故脊柱及其两侧这一区域被历代医家所重视。脊柱附近腧穴亦是诊疗痹证常用穴位。脊柱及其两侧筋肉、神经等组织构成的带状分布区域有重要功能，结合本人多年临床实践，提出功能带理论以指导痹证诊疗。

脊柱及其两侧筋肉、神经等组织构成的带状分布区域功能丰富。痹证诊断方面，可审视脊柱曲度、影像学检查结果以确定病变部位，可通过观察、按压足太阳经背俞穴以探知患者脏腑情况，可在该区域刺络放血、拔罐走罐、刮痧后观察血液质地、皮肤颜色、出痧多少以探明病邪性质和深浅。

功能带理论指导下的痹证针刺治疗，涉及多种针具、刺法、布穴与行针方式。针具方面，可视病邪性质与深浅选择长针、芒针、三棱针、火针、普通毫针。刺法有盘法、短刺法、扬刺法、合谷刺法、恢刺法等。布穴方面，可根据脏腑辨证情况选择背俞穴、根据患病部位选择夹脊穴、根据督脉通利状况选择头尾穴。行针上有平刺、透刺、直刺、斜刺、向脊神经前角刺、闪刺等，针刺深度 0.8 ～ 3 寸。针刺时需注意的事项：①胸椎两侧针刺直刺深度不宜过深、刺激量不宜过大，以防发生气胸；②功能带刺络放血时可配合拔罐以促进排血，前后需做好消毒工作；③针刺八髎穴时需精准定位，慎重进针，以防刺伤骶骨；④因脊柱内有脊髓，周围神经、血管丰富，医者在行刺时需密切关注患者神情变化，如有异常需立即停止针刺治疗，以防发生意外。

（三）护阳散邪思想

《素问·生气通天论》云："苍天之气，清净则志意治，顺之则阳气固，虽有贼邪，弗能害也。""阳气者，若天与日，失其所，则折寿而不彰，故天运当以日光明。""阳气者，精则养神，柔则养筋。"天运得阳则明，经筋得阳则柔，病邪得阳则散。人体若失阳气之温煦则枯竭，经筋若失阳气则失用。素体阳气充沛时，则肢强体壮，病邪不干。痹证患者若阳气来复，则湿、瘀、痰、风等病邪可散。《素问·逆调论》言："帝曰：人身非衣寒也，中非有寒气也，寒从中生者何？岐伯曰：是人多痹气也，阳气少，阴气多，故身寒如从水中出。"根据多年临床观察，认为痹证患者多数为阳气素虚体质，若护阳不慎，稍加寒湿邪气侵袭则可致痹，在诊疗痹证患者时，需时时固护其阳气，以祛散寒、湿、瘀、痰、湿等邪气。

治疗痹证多选足太阳、足阳明、足少阳、手阳明等阳经以及任督二脉上的气海、百会、大椎等温阳之穴，用药上常选用炙黄芪、威灵仙、炒白术等性温药物。另外，嘱咐痹证患者素日应当多行艾灸，多加保暖，固护阳气。患者阳气得复，则寒、湿、瘀、痰、湿等邪气可随之而化散。

（四）本神化郁思想

《灵枢·本神》曰："凡刺之法，先必本于神。"此处之神含义深远，既可指患者整体神机，又可指情志状态以及脏腑功能。痹证内合五脏六腑，病因可为七情内伤，病症可候整体神机。因此，痹证与神有紧密联系。经统计，"郁"字在《黄帝内经》中出现次数多达80次，被历代医家所关注。郁是一种常见病理状态。神与郁密不可分，神机失用、神志失常、脏腑功能失调皆可致郁。基于此，针对痹证提出本神化郁理论，以患者全身神机、情志状态、脏腑功能为着眼点，以复神、解郁为目的，采用针药结合方法治疗痹证。

本人十分注重对患者神机、情志与脏腑功能的考察。患者从踏入门诊时，即可对其言谈举止、神情语调进行观察以测其整体神机，问诊时可通过询问患者本人及其家属关于此患者平素脾气秉性、情绪表达以了解其情志状态，通过摸脉象、观舌苔、探腔窍、查经络、辨五体、循按背俞穴以观测患者脏腑功能。加味逍遥丸是诊疗痹证的主方，常配以远志、龙骨、牡蛎、丹参等药以增强安神定智之功，配以木香、陈皮、炒枳壳以增强行气化郁之效。太冲、期门、神门、印堂、百会等穴是安神定志、行气化郁的常用穴位。在恢复脏腑功能上，常通过选取足太阳经上五脏六腑对应背俞穴和各脏腑所对应经脉上的穴位以复五脏六腑之神。

（五）调筋解结思想

经筋与痹证联系密切，仅《灵枢·经筋》单篇，"痹"字出现达12次。《素问·五脏生成》云："诸筋者皆属于节。"治疗痹证以调筋为先。《灵枢·刺节真邪》载："一经上实下虚而不通者，此必有横络盛加于大经，令之不通，视而泻之。此所谓解结也。"认为"横络盛加于大经"可解释为痰瘀寒湿等有形阻滞经络，导致经络"上实下虚而不通"，其病机特点与痹证极为相似。通过循按患者患病部位，会发现有"筋结点"的存在，按之不适加剧，推之可移，常采用解结法对其进行疏通。

本人基于经筋、解结法与痹证的关系，通过大量临床实践与科研探索，针对痹证诊疗提出了调筋解结理论。该理论主要针对患部经筋而设，具有速效、易行、可控等特点。调筋解结理论运用方法主要有以下3种。

1. 根据所患经筋分布及不适特点选用针具

若所患经筋范围较小，点状分布，可触及"筋结点"，可选用针刀针对该点行三维合谷刺；若所患经筋范围较大，呈条、束状分布，可选用长针行透刺法；痹证后期导致关节变形，局部触之寒凉，阳气亏虚而无力祛邪外出者，可选用火针行短刺、焠刺、远道刺，选毫针行温经刺；若可视及血脉瘀滞或怒张，则可用三棱针行刺络放血法。

2. 根据经筋循行排布针刺穴位和方向

十二经筋各有定位，可循经筋之走行，远道针刺与患病部位关联经筋上的穴位；针刺方向也可根据病情虚实选择顺筋刺或逆筋刺；患病部位常有多条经筋循行，需根据经筋在体表的分布情况，详细辨明患病部位涉及经筋，精准布穴。

3. 采用针药结合的方法

在针刺治疗痹证患者时，常配鸡血藤、络石藤等藤类药物以舒筋活络，配全蝎、蜈蚣等药物以通络散结，使用桃红四物汤、血府逐瘀汤、半夏白术天麻汤等方剂活血化瘀、燥湿化痰。

需要注意的是，糖尿病、精神病、凝血障碍、合并严重并发症者，解结法宜慎用。

十一、枕项功能带理论的提出

"枕项功能带"是本人在"背俞功能带"的基础上提出的延伸概念。背俞功能带是由同一脊柱水平的穴位共同构成的，具体定位是胸 1 棘突下缘到骶 4 棘突下缘之间，脊柱旁开 2.5 寸范围内的带状区域，区域内为膀胱经和督脉循行之处，穴位包括督脉穴、华佗夹脊穴、膀胱经第一侧线上的背俞穴。枕项功能带为背俞功能带的枕项部延伸，为百会穴向后至枕骨下缘的枕部区域及颈 1 棘突下缘到颈 7 棘突下缘之间同一脊柱水平的项部区域共同组成。所过经脉为督脉、足太阳膀胱经、足少阳胆经、手少阳三焦经，主要穴位为督脉穴、夹脊穴、膀胱经穴、胆经穴、三焦经穴。

提出"枕项功能带"的依据有以下几个方面。

（一）经络依据

枕项部是连接头部与躯干的重要枢纽部位，是经脉气血充盛之处。循行经脉有督脉、足太阳膀胱经、足少阳胆经、手少阳三焦经等数条经脉。督脉与膀胱经在此处与背部的分布大致相同，伴行通过枕项部。督脉为阳脉之海，为奇经八脉之首，对十二经均有渗灌、调节、蓄积、补充的作用，尤其在膀胱经上表现得最为明显。《难经·二十八难》云："督脉者，起于下极之俞，并于脊里，上至风府，入属于脑。"《素问·骨空论》云："督脉者……与太阳起于目内眦，上额交颠上，入络脑，还出别下项。"《灵枢·经脉》云："膀胱足太阳之脉……其直者，从颠入络脑，还出别下项。"说明督脉与足太阳经均夹颈脊循枕而行，在目内眦处交会。两经之间经气相通，联系紧密，且均与脑和颈髓的功能活动密切相关。故枕项功能带与背俞功能带相同，均以督脉、足太阳膀胱经为经络基础。不同之处在于，在枕项功能带外围，依次分布足少阳胆经、手少阳三焦经。《灵枢·经脉》载："胆足少阳之脉……下耳后，循颈，行手少阳之前，至肩上。""三焦手少阳之脉……其支者，从耳后入耳中，出走耳前，过客主人，前交颊，至目锐眦。"少阳经居于太阳、阳明经之间，为半表半里之位。按照六经传变顺序，少阳处阴阳经之间，少阳位置居中，为多气少血之经，是机体气机的枢纽，亦为邪正交争时，邪气出阳或入阴的升降之枢。手足少阳经与督脉、膀胱经分别在枕项部有多处交会，脉气相通，在分布及功能上既是对前两经的补充，也充分体现了颈项部枢纽的作用。

（二）穴位依据

枕项部区域的穴位分布分别为督脉穴、夹脊穴、膀胱经穴、胆经穴、三焦经穴，相较于十四经在身体其他部位的经穴分布来看，枕项区域穴位密度小、数量少。尤其在项部（C1～C7分布区域），除夹脊穴外，只有督脉的大椎、哑门，膀胱经的天柱，胆经的风池，三焦经的翳风，以及位于颈侧部的天牖，C2～C6脊柱水平范围内经穴穴位阙如，因此该区域内夹脊穴的作用尤为重要。

既往历代文献中对颈夹脊穴没有明确记载。承淡安先生于1955年最早明确提出夹脊穴数目共34穴，具体定位为"第一胸椎至第五腰椎棘突下旁开0.5寸"，此后的夹脊穴定位大多依此为据，包括现行针灸教学规范及国家标准《经穴部位》均采用此标准。上海中医学院版《针灸学》中，夹脊穴定位是自第1颈椎至第5腰椎，每椎棘突旁开0.5～1寸；张慰民等认为颈部的第1至第4椎旁软组织多，不宜行针，故夹脊穴当为颈5至腰5棘突下旁开0.5寸，左右共40穴。尽管争议颇多且无明确界定颈夹脊的文献及著作，考虑到其临床应用的广泛性及产生疗效与传统夹脊穴的一致性，我认为应将其纳入夹脊穴的范畴。

与夹脊穴相同，颈夹脊穴位于督脉与足太阳膀胱经之间。如前所述，两经无论从循行上，还是生理功能上均关系密切。夹脊穴所在恰是督脉与足太阳膀胱经经气外延重叠覆盖之处，能联络沟通二经，具有调控二经的枢纽作用，针灸夹脊穴时能起到调节两经的整合作用。从解剖角度看，夹背穴每穴附近均有相应脊神经后支伴行，另外，脊柱两旁分布着椎旁神经节，由其形成的交感干与脊神经之间有交通支相沟通。因此，针刺夹脊穴可以通过交感神经进行调节活动。由此可见，夹脊穴在枕项功能带中占有主要地位。

作为枕项功能带的经络基础，督脉及膀胱经在此应与颈夹脊穴具有同等重要作用。督脉及膀胱经均为气血充盛之经，又为项部主要循行经脉，为连接躯干与头颈的主要通道。如在此枢纽之处出现经络气血瘀滞，除颈项局部外，还将引起头面、五官、肩背、上肢等处病变。在上述情况下，疏通两经项部经气尤为重要。基于多年的临床实践，本人在两经项部循行处创立新穴位，分别为位于第2至第6颈椎棘突下凹陷中的督颈2、督颈3……督颈6；膀胱经循行线上平齐脊柱第2至第7颈椎棘突下凹陷中的膀胱颈2、膀胱颈3……膀胱颈7，两组穴位在功能上与同水平节段的夹脊穴相辅相成。完善后的督脉项部穴、膀胱经项部穴及颈夹脊穴共同构成了枕项功能带中的项部功能带上的穴位配属，丰富了枕项功能带上原本不足的穴位分布，形成了枕项功能带上较为密集的沟通、联系、调治穴位的方组。

枕部穴位分布以枕骨粗隆上、下缘处较为密集，其他穴位则散在分布于枕后头侧部。其中包括临床治疗头颈部疾病应用频率极高的风府、风池、天柱等穴位。

（三）解剖依据

项部为脊神经之 8 对颈神经所在之处，有相应脊神经后支平行伴行，后支神经纤维所支配的范围为项部肌肉、颈椎关节突关节及枕项部皮肤。同一神经节段内的穴位，因为具有相同的神经解剖基础，所以基本具有相同的功能、相同的诊治作用。受同一神经节段支配的具有相同诊治作用的不是无关联的穴点，而是一个连续的区域，这也是枕项功能带存在的神经解剖基础。

枕部的强间、脑户、玉枕、风府、风池、头窍阴、天柱、翳风、天牖等穴是临床常用穴位，都在 C2 神经分布区域内。它们是通过 C2 ～ C5 神经的脊髓节段，再通过膈神经的运动纤维去调整胸腹脏器疾病的。另外这些穴位也可通过颈部脊髓灰质后柱胶状质的上部影响三叉神经脊束核的下端、孤束核的下端，而到迷走神经背核，发出反射经迷走神经去调整胸、腹脏器；也可由三叉神经脊束核的下端传至各脑神经运动核，作用于头、面、胸、腹器官。风府、风池、哑门、天柱等穴位，其深部近于延髓，对呼吸与心跳有调节作用；强间、脑户、玉枕、头窍阴等穴近于小脑，可对其调节躯体运动、调节肌紧张、调节躯体反射活动及随意动等有促进作用。其枕部诸穴之部位，内为枕叶，而枕叶为视觉皮质中枢，枕叶病损时不仅发生视觉障碍为主，并且出现记忆缺陷和运动知觉障碍等症状，故对脑源性眼病有帮助。

脑供血系统大体上分为颈内动脉系统和椎 - 基底动脉系统，前者常称为前循环，后者则称为后循环。后循环缺血是引起脑供血不足的主要原因。椎 - 基底动脉系统是指椎动脉主干、基底动脉主干以及它们的分支。枕项部的血管分布包括椎动脉、枕动脉和枕静脉、硬膜外静脉和硬膜静脉窦，其中椎动脉供应了颈部脊髓、脊神经根及附属组织 90% 左右的血液。椎动脉起源于锁骨下动脉，向上经 C1 ～ C6 横突孔，经枕骨大孔入颅，两侧合并为基底动脉。椎动脉分支有脊髓后动脉、脊髓前动脉及小脑后下动脉，此外还有脑膜支供应后颅窝的脑膜。基底动脉行于脑桥腹侧的脑桥沟，末端分为两条大脑后动脉。椎 - 基底动脉系统主要供应脊髓颈段、脑干、小脑、丘脑后部、大脑枕叶和颞叶的下内侧。由此可见，枕项部为脑血流量供应的重要通道及枢纽，是枕项功能带存在的血管解剖学基础。

（四）现代研究依据

有研究表明，针刺风池、风府、天柱、哑门等穴能有效改善头、项部血流状态，增加脑血流量，降低外周阻力，使脑缺血状态得到缓解。针刺翳风穴可直接影响颈上神经节而调整颅内外血管的舒缩功能。针刺颈夹脊穴能够增大椎动脉血流量，改善或恢复椎动脉的血供，对于脑血管的侧支循环的形成、病灶的修复、复活处于缺血缺氧麻痹状态的脑细胞，使其功能康复是非常有作用的。可见，枕项部穴位治疗范围主要是脑源性疾病及颈椎相关疾病。

（五）临床依据

枕项功能带诸穴具有引气血达脑、疏散外邪、通经止痛、平肝潜阳、益脑宁神、清利头目、开窍聪耳等作用。通过长期临床实践，我发现枕项功能带可治疗以头、枕、项、耳、目以及影响全身的多种疾病，主要有颈椎病、颈部软组织病、颈心综合征等，多种脑病如中风、脑萎缩、痴呆、脑功能失调、脑供血不足、脑瘫、共济失调和运动性震颤、脑源性眼病等，失眠症、紧张综合征，各种枕项部及头部的疼痛如偏头痛、紧张性头痛、枕大神经痛等，高血压病、头晕、耳鸣耳聋、肩周炎等，部分眼、鼻、咽病等，均取得满意疗效。

枕项功能带具有部位的重要性、穴位的密集性、联系的广泛性、结构的特殊性及治疗的有效性等特点。关于枕项功能带的针刺，有5个方面的因素一定要引起重视，即重视枕项结构以定针向，重视疾病性质以定治则，重视经脉辨证以定刺法，重视整体联系以定透刺，重视古典针法以定活用。

在枕项功能带的局部辨证上，以风邪为主入手。由于枕项部位于人体上部，"伤于风者，上先受之"，"颠顶之上，惟风独到"，外风、内风兼杂其他病邪者，显现于枕项部的症状较多，枕居高位，项连头躯，"触其枕而知其头""牵一项而动全身"，故症在枕项而病关乎上下内外。对枕项功能带的局部情况，主要从7个方面辨证：痛、硬、僵、结、肿、动、斜。具体讲，痛则不通，硬则邪甚，僵则风寒，结则瘀滞，肿则夹湿，动则肝风，斜则痉挛。如此则提纲挈领，既易于辨证，又契合应用。

在枕项功能带区域施治方法上，应予杂合以治。以毫针刺为主，艾灸为辅，结合火针、刺络放血、拔罐、穴位注射、中药离子导入等不同方法。在毫针刺治疗中，又多以透刺为主，艾灸或单用，或作温针灸。凡有痛、硬、僵、结等症状的，加以刺络放血。鉴于内外风伤邪及枕项部较重的病机，出现局部颤动、颈项偏斜等症状的，临床多用此区域的风穴配伍，如风府、风池单用或透刺，或风池透翳风，甚则风府、风池、翳风一针平扫而治，既祛散外风，又镇内风而愈病。

总之，枕项功能带理论的提出，既基于中医经络为主的理论指导，也基于西医脑、脊髓组织结构、神经、血管、肌肉、韧带等解剖学的内在联系，更基于临床病理症状的汇集及长期的治疗经验的总结，从生理、病理、诊断、治疗上将头与躯干的关联进行整合、扩充、归类、总揽，还与先前提出的背俞功能带理论互为呼应，具有一定的理论价值与临床意义。

十二、试论老年人阳虚夹瘀衰老本质

几千年来，人类一直在努力探求如何养生保健、强身壮体、抗衰防老、延年益寿，因而与之有关的许多理论随之诞生，诸多保健方法相继涌现，特别是近年来，人们对此更加重视，研究成果不断面世，但对老年人衰老本质说法不一，中医界迄今也未有定论。我们经过长期的临床观察和实验研究，综合有关报道，对照中医理论，认为老年人衰老本质主要是阳虚血瘀。

（一）肾阳亏虚是老年人衰老之本

阳气，既指人体功能活动本身，又指维持这些功能活动的物质，即对于机体生长发育、脏腑功能活动等具有温煦、固摄、推动、化生等作用的物质和功能，统属于阳。从《黄帝内经》开始，历代医家无不十分重视阳气的作用。《素问·生气通天论》云："阳气者，若天与日，失其所，则折寿而不彰，故天运当以日光明。是故阳因而上，卫外者也。"说明阳气充足，则人体如"日光明""卫外"有常；阳气虚衰而失其所，则折寿不彰，所以阳气与人之寿夭至关密切。"凡阴阳之要，阳密乃固"。

《素问·阴阳应象大论》曰"阳为气"，气属阳，机体阳气又以肾阳为主。肾阳既是促进生殖功能之动力，又是其他脏腑阳气之源泉。肾阳充足，脏腑及全身各部分的生理功能才能维持正常。

中医认为，肾为先天之本，内寓真阴真阳，为一身阴阳之根本。肾之精气（肾气）在人体生、长、壮、老乃至死亡中，都起着重要作用，它包括肾阴、肾阳两个方面。

脏腑、经络的功能皆靠肾阳的温煦、推动、气化、蒸腾。这种气化作用从胚胎形成开始，一直到中年、老年，都在持续进行、不断转化，最后迨至肾阳耗竭而致衰死亡。所以，但至老年或兼久病体虚者，必伴阳气虚衰，特别是肾阳虚衰。因此，老年人肾气（肾中精气）亏虚，主要是肾阳亏虚。正如《素问·上古天真论》所描述的："丈夫……五八，肾气衰，发堕齿槁；六八，阳气衰竭于上，面焦，发鬓颁白；七八……天癸竭，精少，肾藏衰，形体皆极；八八，则齿发去。"它强调了人之衰老主要责之于肾。"有年老而有子……此其天寿过度，气脉常通，而肾气有余也"，表明只要肾气旺盛，则可天寿过度（健康长寿）。明代李梴《医学入门》说："人至中年，肾气自衰，加之佚欲，便成虚损"，"肾气盛则寿延，肾气衰则寿夭"。《中藏经》也说："肾气绝，则不尽其天命而死也。"诚如前述，此言"肾气"，主要是指"肾阳"，而下引医论，则乃径指肾阳，即肾阳亏虚为衰老之本。唐代孙思邈《千金翼方》曰："人年五十以上，阳气日衰，损与日至。"宋代窦材《扁鹊心书》上卷专列"须识扶阳"篇，专论阳气作用："阳精若壮千年寿，阴气如强必毙伤"，"阴气未消终是死，阳精若在必长生"。

明代张景岳力倡阴常有余而阳常不足论，认为"阳惟畏其衰，阴惟畏其盛，非阴能自盛也，阳衰而阴盛矣"，"由此可见，天之大宝，只此一丸红日，人之大宝，只此一息真阳"，"且复有阴阳俱虚者，则阳为有生之本，而所重者，又单在阳气耳，知乎此则虚损之治如指掌矣"。

以上论述一方面说明了阳气，特别是肾阳对人体的重要性，另一方面也说明了老年人之衰老主要是肾阳亏虚所致。肾阳虚衰，推动激活作用减弱，能影响到机体的生长、发育，出现早衰，并使脏腑、经络等组织器官的生理活动减弱，血液运行不利等，老年人因而出现一系列衰老症状。阳气是人体热量的来源，"气主煦之"（《难经·二十二难》）。阳虚则寒，肾阳不足，失却温煦，则面色㿠白，神疲倦怠，畏寒喜暖；腰为肾之府，肾阳虚弱，下元虚惫，则腰膝酸软、四肢欠温；肾阳亏虚，气化失常，则自汗、尿频、遗尿、遗精；并有阳虚血瘀征象。我们经临床观察发现，老年人中有不同程度肾阳虚衰表现者占74%以上。大多数老年人有头晕健忘、耳鸣耳聋、牙齿松动或脱落、喜暖怯寒、腰膝酸软、阳痿、遗精、小便频数或余沥不尽等，尤其是夜尿频多，75%以上的老年人每天夜尿在3次以上，约半数老年人在4次以上，最多达6～7次，此为肾阳亏虚，不能蒸化水液，膀胱失司，约束无权所致。有关报道也支持老年人衰老以阳虚特别是肾阳亏虚为本之结论，如上海中医学院曾对237名中老年人按脏腑辨证进行统计，结果肾虚者约占80%；张氏等观察了340例老年人，有肾虚见症者263例，占77.4%，其中阳虚最多，占66.8%；多数文献认为老年肾虚者约占半数以上，其中以肾阳虚为主。这些资料与古代医家有关衰老情况的观察记载颇相吻合，也为研究、阐释衰老机理、分析衰老证型（即便是"潜证"），制定抗衰防老策略，寻找延年益寿的有效方法，提供了理论和实践依据。

（二）瘀血阻滞是老年人衰老之标

正常情况下，人体血液在阳气的温煦、推动之下，在血管当中运行不息而不至于瘀滞。老年人阳气亏虚，无力温运和推动血行，以致血液运行迟缓，而造成瘀血阻滞，经脉失畅，形成标实证候，出现肢体麻木、关节运动不利、舌质有紫斑紫气，舌下静脉怒张或紫暗，脉涩、结、代等常见证候。西安刘氏等报告，阳虚证在血液流变学方面与正常人相比，有着显著差异，均表现为血液黏度的增高，红细胞泳动变慢、时间延长，血小板聚集率增高，而瘀血时血的黏滞性增高。马永兴等对408例老年人进行纤维蛋白原、纤维蛋白溶酶原、优球蛋白溶解时间等多项检查，认为老年人有高凝状态、慢性隐性DIC病理过程、血小板聚集功能亢进；老年人的微循环管袢清晰度下降，畸形管袢增加，动静脉比例异常，个别人有袢周点状出血；由于血流中高密度脂蛋白的降低、低密度脂蛋白的增高，使血液黏滞性增加；检测甲皱微循环中微血管袢周围状况，微血管袢形态、数目、动静脉比例的改变和微血管袢内血液流态学三方面，发现老年组血液流变性较老年前期组变化显著，显示微循环障碍。

这些研究结果表明老年人存在着瘀血内阻的病理生理学方面的因素，就老年人的常见疾病而言，颈椎病、腰椎增生、关节炎性增生等骨关节或骨骼增生症，皆为人体整体衰老反映于骨质方面的表现，是骨质衰老、退化的症状，老年人发病率在80%以上；老年性心血管疾病，如中风、高血压、动脉硬化；老年性神经系统疾病，如老年性痴呆、眩晕、偏头痛、耳鸣耳聋、下肢麻木；老年性泌尿生殖系统疾病，如前列腺肥大、睾丸硬结、肿痛、盆腔肿瘤；老年性皮肤病，如皮肤色素沉着、粗糙、瘙痒症、老年斑、脱发；眼科的老年性白内障、视网膜动脉硬化、老年环等，这些疾病无不与瘀血有关。其主要机理乃肾阳亏虚、瘀血阻滞、经脉失畅。瘀血既是衰老的病理产物，又反过来加重衰老，也是老年人患病、死亡的原因之一。老年人的涩脉、结代脉，特别是舌质和舌底静脉，更能客观地反映出内在瘀血的征象。据我们观察，老年人有舌质紫暗、紫气或瘀斑、瘀点的，约占60%；70%左右的老年人舌下静脉紫暗、怒张、延长，瘀血细丝如树枝样向两侧分叉、延展，交织成网状，形成舌下片状紫暗色瘀滞，它表明随着衰老的到来，血液黏度、红细胞间聚集性增大的潜在因素在发展，这意味着在血液循环上产生了某种障碍，故出现紫舌的可能性增大。因此，紫舌可认为是循环障碍的后果。

这些变化会累及血管病理学方面的变化，这就是为什么老年人易患心脑血管病、血栓性疾病的原因之一，也有对老龄动物主要脏器进行解剖观察之报告，发现其微循环血管（小动脉血管）管壁增厚、管腔狭窄，代谢废物（如脂褐素）的沉积，亦支持微循环有障碍而瘀滞的论点。

总之，根据中医理论的推论、文献的载述，结合临床的观察、现代科学实验研究进展，都能说明机体阳虚，特别是肾阳亏虚，是老年人衰老之本，瘀血内停是老年人衰老之标。

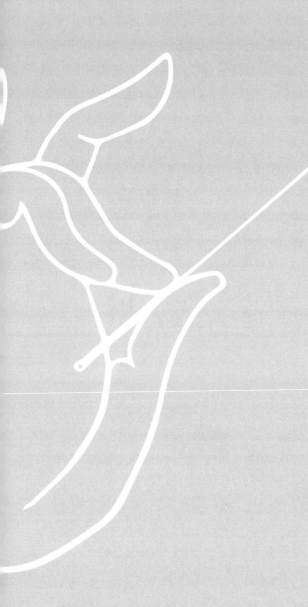

第三章

临证心悟

一、偏头痛刺络放血从肝论治临床"四要"

偏头痛是一种周期发作性疾病。临床主要表现为反复发作性的单侧或双侧搏动性头痛。如今偏头痛的发病率日趋增高，严重影响着人们的身心健康。我治疗本病多采用刺络放血，从肝论治，同时配合心理疏导，以期达到行气祛瘀，通络止痛的目的，现将偏头痛刺血从肝论治的"四要"学术思想简单总结如下。

（一）肝气上窜，扰动清空，乃偏头痛病机之要

肝主疏泄，能调畅气机。若肝气调畅，则气血调和。肝在志为怒，情志不畅而肝气郁滞，郁久化火，导致肝阴耗损，肝阳上亢；肝阴不足，或肾阴亏虚，导致肝阳上亢。中医上有关偏头痛的病因病机，历代众说纷纭，引起的偏头痛的原因有很多，但内伤头痛多与肝、脾、肾关系密切。其中，偏头痛的发生主要责之于肝。《素问·至真要大论》云："诸风掉眩，皆属于肝。"内伤头痛发作无规律，且易复发。肝气郁滞日久化火，上逆引起头痛。《临证指南医案·卷八·头痛》云："头为诸阳之会，与厥阴肝脉会于巅，诸阴寒邪不能上逆，为阳气窒塞，浊邪得上踞，厥阴风火，乃能逆上作痛。"从经络上，强调了肝经与头痛的关系，我认为内伤头痛脏腑辨证的关键病机在于肝。

（二）从肝辨治，刺络放血，为偏头痛针刺之要

1. 肝阳上亢型——上病下取大敦，肝俞耳尖刺必中

其症多见一侧或双侧搏动性头痛或头部胀痛，尤以生气或情绪激动后加重，或见面赤目赤，口干，大便秘结，失眠多梦，耳鸣，有的患者伴有高血压。舌红，苔黄，脉弦滑。治以平肝潜阳，理气止痛。选取肝经井穴大敦清

肝泻火，膀胱经肝俞穴疏肝理气，经外奇穴耳尖清热泻火，共奏平肝潜阳，疏肝理气止痛之功。

2. 肝经瘀阻型——以痛为输散刺控，膈俞相合效尤宏

症见平时心情不畅，多郁郁寡欢。可有外伤史。头部多呈针刺样疼痛，痛多有定处，或不时窜至巅顶。发作频率可随时间增加，疼痛加剧。或伴有心悸、恶心呕吐、健忘、多梦等症，舌质紫暗，脉弦涩。治以疏肝理气，活血止痛。多采用头顶或颞部阿是穴散刺法，合并膈俞穴刺血拔罐。阿是穴刺血能使局部气血疏通，调整瘀滞经络。膈俞为八会穴之一，血会膈俞，具有活血通脉，理气止痛之效。两穴配合最终达到瘀血去新血生的目的。

3. 肝郁气滞型——太阳紫脉放血功，上病下刺亦太冲

症见长期情志不畅，头部胀痛、窜痛，或牵及眼部、耳部，病史又较长，头脑不清，或见视力、记忆力明显下降。每次发作常在心情急躁后症状明显。舌质暗滞、舌苔黄为主，脉弦涩。治以理气通络止痛。选取太阳紫脉刺血有"去菀陈莝"之意，祛瘀以行气止痛，肝经原穴太冲疏肝解郁，活血通络，以从其本。二者配合使用标本同治，以期达到疏肝理气之效。

4. 肝胆郁热型——太阳率谷追寇穷，行间临泣刺相逢

症见头痛，昏蒙重坠，尤以生气后为著。尤以情绪不畅时加重，胸脘痞闷，乏力，纳差，失眠，二便尚可。患者平素心情欠佳。舌尖边红，苔黄腻，脉弦滑。治以疏泄肝胆，清热止痛。选用头部经外奇穴太阳和足少阳胆经率谷，配合足厥阴肝经荥穴行间（或与足厥阴肝经太冲交替）和足少阳胆经井穴足临泣，此为上病下取之意，共奏清泻肝胆郁热之效，以达到止痛的目的。

此外，偏头痛临床上虽有虚实之分，或本虚标实，但与肝有关的偏头痛多为标实为主，且发作时多为标实症状。故本文中与肝有关的上述病案多为实证，或以标实为主，临床表现可见以实证为主的症状。临床与肝有关的偏头痛无论是实证，还是以标实为主的证型，应用刺血疗法，皆可取得很好的疗效。其后再酌以标本兼治，多能巩固疗效。

（三）临床案例，从肝举隅，属偏头痛治验之要

李某，女，43岁，2010年8月5日初诊。因"发作性头痛病史近10年，加重1个月"就诊，自诉每因生气或劳累后头痛加重，疼痛部位不定，或偏左，或偏右，或在颠顶胀痛，或抽掣痛。长期服用芬必得，近两个月服药后疼痛未缓解。患者平素性情急躁易怒，失眠多梦。查体：精神欠佳，左眼结膜充血、眼眶胀痛、怕光流泪难以睁眼。舌尖边红、苔黄，脉弦数。

西医诊断：偏头痛。

中医诊断：偏头痛（肝阳上亢）。

立法：平肝潜阳，理气止痛。

处方：大敦（双）、肝俞（双）、耳尖（双）。

操作：刺血顺序为先下肢，后耳尖。肝俞和大敦刺血操作方法：碘伏消毒后，用9号一次性注射器针头迅速直刺肝俞（双）、大敦（双，局部先做搓揉）数下，待针孔流血后，于针孔处拔火罐，约五分钟后取下火罐。耳尖刺血操作方法：先用拇、食指将患者左侧耳尖部捻至发热充血，用0.5%碘伏擦拭消毒后，持9号一次性注射器针头对准左侧耳尖处迅速点刺1～2下，挤出鲜血8～10滴，待血液由深变浅后，停止捻压，后用0.5%碘伏擦拭消毒。

二诊：焦虑烦躁、头痛症状减轻，眼部充血已基本消失，睡眠稍有改善，舌红，苔黄，脉弦数。操作：右侧耳尖刺血治疗（方法同左侧耳尖刺血），肝俞刺血拔罐，定位肝俞穴后（操作方法同膈俞刺血）。

三诊：一周后可见焦虑烦躁、头痛等症均缓解，精神可，睡眠得到改善。二便可，舌红，苔黄，脉弦略数。按照初诊时的方法治疗。嘱患者隔一段时间继续针灸治疗，嘱平时多进行心理疏导，以巩固疗效。

按：本例患者因平素情志不畅，气血瘀滞，从而不通则痛，中年肝肾不足，肝阳素来偏亢，扰乱头部气血，故见头胀痛或抽掣痛，且部位不定，生气或情绪不佳时加重；肝气郁久化热，热扰心神，则出现焦虑烦躁、失眠多梦等症状。究其病机，无外乎肝气郁结，气血瘀滞，肝阳上亢，故治以疏肝解郁，理气止痛，兼顾潜阳为法，方用大敦、肝俞（或膈俞交换）、耳尖处刺络放血治疗。刺血主要有泄热、止痛、镇静、活血化瘀的作用。其病暴发，痛势急剧。刺血疗法在偏头痛急性发作期疗效比较明显。大敦穴为足厥

阴肝经的井穴，井穴可泻火镇静，大敦穴则有清泻肝经热邪的作用，且清泻的作用强。肝俞和膈俞为足太阳膀胱经的背俞穴，背俞穴能调理脏腑，因患者素有肝气郁结，故用肝俞疏肝理气以治其本；膈俞为八会穴，血会膈俞。膈俞能活血理血。"气为血之帅"气滞则血瘀，故通过活血以行气。《灵枢·口问》云："耳者，宗脉之所聚也。"又有《灵枢·厥病》记载："厥头痛，头痛甚，耳前后脉涌有热，泻出其血，后取足少阳。"耳尖为经外奇穴，具有退热消炎、止痛及祛风清热、清脑明目、镇痛降压的作用。此外，患者长期情志不畅，需要进行心理方面的疏导。

（四）三个"结合"，刺血收功，乃偏头痛体会之要

从肝论治偏头痛刺血方法及经验，总结为三个结合：

第一，治标与治本结合。"先治标，后治本。"偏头痛之"痛"，多为标实或本虚标实，发作时更是如此。因此，治标在前，治本在后。治标刺血，或上或下，循经为要。对于情志不畅，肝气郁结者，选用肝俞穴以疏肝解郁，而对肝经湿热证可选用耳尖、太冲等穴刺血以清热泻火。

第二，祛瘀与行气结合。偏头痛病机关键为"气血不畅，脉络瘀滞"，气不行则瘀不去，瘀不去则络不通，络不通则痛不止。因此，刺血祛瘀与行气结合，故采用局部或膈俞类活血穴位刺血，又加用相关腧穴以行气。

第三，辨证与对症结合。根据疾病的不同阶段，不同病证采用不同的方法治疗。临床在辨证的基础上，结合具体症状，应用刺血方法。腧穴选取，有主有次，或配以复合疗法，以获满意疗效。

二、临床透刺针法关系处理原则

针灸疗法是通过疏通经络，调和气血以达到防病治病的目的。针对不同的病情运用适当的刺灸方法对于针灸医生尤为重要。经过长期的临床实践总结，本人认为透刺针法能更好地激发经气，疏通经络，发挥腧穴功效，进而能调和气血，平衡阴阳，改善脏腑功能，起到以点到线，以线及面的作用。

透刺针法的最早源头是《黄帝内经》中"五刺"中的"合谷刺"和"十

二刺"中的"直刺"。《灵枢·官针》云："合谷刺者，左右鸡足针于分肉之间，以取肌痹，此脾之应也。"是指在患部肌肉针刺，斜刺进针后，先直刺至穴位肌层深处，然后退至浅层，依次分别于左右两旁斜刺，使针刺穴内的痕迹成鸡足状，可反复多次施术，直至疼痛缓解。可用于治疗各种肌肉和软组织损伤疾患，如肌肉痉挛、肌肉萎缩、肌纤维组织炎。现将一定针具刺入穴位后按一定方向透达另一穴（或几个穴）或另一部位的刺法称为透刺法。

我认为透刺针法应用不仅局限于穴位之间，而且可遍及全身经脉；不仅能治疗经络病，还能治疗脏腑病。因此，透刺针法在治疗病因复杂、病情顽固的疾病方面更有着不可替代的作用。故而我在临证过程中大量、广泛使用透刺，不仅将其用于脑血管病、偏头痛、肩关节周围炎、膝关节痛、周围性面神经麻痹、失眠、肥胖症等病的治疗，而且用于冠心病、糖尿病、高脂血症、更年期综合征、男科病、情感障碍等多种慢性病证中，都取得很好的疗效。

（一）透刺法经络与穴位选择关系处理

循经脉、因证型、讲运气，不同部位、不同类型、不同阶段的疾病透刺方法也有不同的侧重。

1. 透刺法经络与部位选择关系处理

循经脉：根据累及脏腑、经脉的不同，选择相关经脉穴位。

常用的循经透刺方法包括：本经透刺、表里经透刺、同名经透刺、异经透刺及以上方法联合使用。临证过程中，不同透刺方法侧重于不同类型疾病，可以概括为"四侧重"，即本经透刺侧重治疗经络痹阻或脏腑失调，表里经透刺侧重治疗表里经皆病，同名经透刺侧重治疗同名经同病，异经透刺侧重治疗不同经脉同病。

（1）本经透刺侧重治疗经络痹阻或脏腑失调

本经透刺又可细分为本经透刺和专经透刺。

①本经透刺侧重治疗常见单经病证。一般疾病发生时，其症状及体征多集中于相应的脏腑或经脉。针对这类疾病，主要应用本经透刺法，即一针透刺病变经脉相邻的两个或多个穴位。这种刺法能加强局部针感，经气易于循

经感传，促进该经脉气血运行，可用于经络痹阻型疾病。因风邪外袭，面部足阳明经筋弛纵，导致的面神经麻痹，治疗使用风池透翳风，地仓透颊车、下关，以祛风散邪，通利阳明，行气活血，畅行经脉。

②专经透刺侧重治疗常见内脏病证。任脉、督脉以及膀胱由于其特殊循行与内脏功能密切相关，任督二脉及膀胱经背部两侧线上腧穴对相应脏腑病证具有很好的治疗作用。因此，对于内脏病，且在一定程度上反映于体表的病症，可以侧重应用此三条经脉穴位透刺，称为专经刺透。内脏病症且反映于背腰部的，可以取督脉穴、膀胱经背俞穴透刺；病及胞宫并反映于胸腹的，可以取任脉穴透刺。该透刺法可以振奋整条经脉的经气，激发穴位的调整功能，平衡一身阴阳，协调诸脏功能，尤其适用于治疗妇科病、心身疾病、慢性疲劳、亚健康状态。袁萍等取肺俞、心俞、肝俞、脾俞、肾俞穴，按照膀胱经循行透刺治疗慢性疲劳综合征疗效明显，优于常规针刺组。

（2）表里经透刺侧重治疗表里经皆病

先病之表（里）经脉为主病经脉，后病之里（表）经脉为客病经脉，透刺时，应从主病经脉透向客病经脉。互为表里经的两个相对穴位的透刺，能沟通表里两经经气，调节脏腑气血，加强治疗作用。例如，饮食不节，三焦气化不利，水液代谢失司，至呕吐腹泻，脘腹胀满等症，病先及三焦后累及心包，应用支沟透间使穴治疗，支沟属手少阳三焦经，间使属手厥阴心包经，两经互为表里，二穴均为五输穴中的经穴，可疏调三焦经气，使升降和顺，以愈吐泻。

（3）同名经透刺侧重治疗同名经同病

手足同名经的相邻穴位透刺，可以增加协同治疗作用。例如，肝郁化火，头痛目眩，应用足少阳胆经率谷穴透手少阳三焦经角孙穴，以清利肝胆之火，通络止痛；风邪袭络，口角歪斜，取足阳明胃经地仓穴透手阳明大肠经迎香穴，以疏调阳明，祛风牵正；痰浊壅滞，肺脾同病之胸闷不畅，咳嗽痰多，可从胸部足太阴脾经胸乡、周荣穴透手太阴肺经中府、云门穴，以宽胸理气，化痰止咳。

（4）异经透刺侧重治疗不同经脉之病

透刺位置相近，但属于不同经脉的两个穴位，多用于治疗局部病证或相关脏腑兼病。这种刺法能在尽量精简取穴的前提下扩大主治范围，增强治疗效果。例如，单纯性肥胖的治疗，通常侧重足阳明胃经取穴，运用芒针沿胃经穴位透刺治疗（双侧梁门透天枢，梁丘透伏兔，足三里透上巨虚），芒针透刺与体针治疗相比较有优势，我在胃经透刺基础上合用关门透腹哀、天枢透大横、大巨透腹结，以利湿化痰，健脾和中，尤其对脾虚痰浊型肥胖症更为有效。

2. 透刺法辨证与穴性选择关系处理

根据病证情况（病位、病性）及穴性来选择透刺穴位。

透刺的疗效最终要取决于穴位的准确运用，强调无论是脏腑病还是经络病必须在辨证基础上灵活选用，要根据病位、病性、穴性综合判断。例如情感障碍类疾病，中医学统称为郁证，虽然临床表现相近，但病机不同，选穴之要在辨证：肝气郁结型常用膻中透巨阙，心脾两虚型可用心俞透脾俞，心肾不交型则用神门透阴郄，辨证准确则疗效可靠。而对于疼痛性病证，病位、病性、穴性同等重要。以头痛为例，根据病位：侧头、后头、前额、颠顶部疼痛分别取少阳、太阳、阳明、厥阴经穴。根据病性：肝阳型头痛取颔厌透曲鬓、率谷透角孙、太冲透行间，需用泻法；痰浊型取百会透前顶及后顶、中脘透水分、阳陵泉透阴陵泉；肾虚型取百会透上星、太溪透昆仑；紧张性头痛加用百会透脑空、脑户透风池，因为脑空、脑户透风池位于枕部，是椎基底动脉供血区域，加强刺激能很好地改善头部血液供应。

（二）透刺方向、角度、深度及层次关系处理

透刺的深度、方向、层次要根据针刺的目的、施针部位及穴位的解剖具体分析。

1. 透刺方向诸关系处理

透刺方向取决于病证和穴位的特性，多为双向、多向，因病证和穴位的不同而调整。

选定透刺的两个或多个穴位后，操作时从哪个穴位开始，即透刺方向是我们通常会遇到的问题。我认为透刺的方向既有约定俗成，也要因病而变，随证调整。一般透刺方向是从上向下，先阳后阴，先左后右，先背腰后胸

腹。既可单向透刺，又可双向透刺。双向透刺是指透刺方向可由甲穴向乙穴透刺，也可以由乙穴向甲穴透刺，如可内关透外关，也可外关透内关。

（1）本经上下透刺时，顺经透刺为补，逆经透刺为泻。我用大陵透内关来治疗心肝火旺引起的心悸、焦躁、失眠，以清泻心火，平心安神；而用内关透大陵来治疗心气不足引起的心悸、气短、失眠，以补益心气，安神定志；慢性支气管炎咳喘急性发作期用尺泽透太渊治疗，以通利肺气，止咳平喘；而慢性支气管炎缓解期用太渊透尺泽来治疗，以补益肺气，平喘健肺。

（2）四肢相应的阴阳经透刺，方向根据具体病症而定。四肢运动功能失常的，多从阳经透向阴经；以四肢水肿、冷痛等为主的，则从阴经透向阳经。取四肢穴位治疗内脏病，多遵循《难经》"从阴引阳，从阳引阴"的理论，脏病从四肢阳经刺向阴经，腑病从阴经刺向阳经。例如，阴陵泉透阳陵泉治疗腹痛；阳陵泉透阴陵泉治疗下肢痉挛、震颤。

（3）多向透刺是指由甲穴进针，到达乙穴得气后，将针提至皮下，再往丙穴、丁穴透刺。治疗肩关节周围炎，以6寸芒针从肩髃进针后，分别向臂臑、臑会、三角肌止点、肩前、臑俞、肩贞等数个方向透刺，穿过相关肌肉、肌腱，循经或横联肩部诸多经脉，直达病所，以点带面，疏通经络，活血化瘀，松解粘连，增强患病局部经络之间的联系，改善局部的气血循行，让疼痛消除，从而使得肩部疼痛、麻木、畏寒、怕风及活动受限等症状改善或消除。

2. 透刺角度、深度及层次诸关系处理与应用

我将透刺的层次分为浅、中、深三层，即沿皮肤透刺、沿肌层透刺、沿肌下透刺。

《黄帝内经》提出要遵循病深针深、病浅针浅的原则。透刺也应遵循此要求。头面部、胸背部一般平刺，针尖与皮肤成10°或20°角，其中头皮、耳廓采用沿皮透刺；腹部、四肢部或相邻两经脉间斜刺，针尖与皮肤成45°或60°角；病变在肌肉、肌腱、关节、韧带，则直刺、深刺，直达病所。关节周围以竖刺为主，相邻经脉可立体交叉透刺。例如，治疗腰椎间盘突出症引起的腰痛及坐骨神经痛，从腰椎相应节段的背俞穴进针，向脊柱方向透刺，穿过腰肌筋膜、竖脊肌，刺达椎间孔方向。

（三）透刺手法诸关系处理

透刺时必须全神贯注，手如握虎，运气守神。通常右手持针，左手为押手，快速进针的同时，左手拇指、食指协助固定局部，中指按循针尖前进位置，针身达指定穴位后停止，同时进行适当的补泻，包括端持、静守、按循、震颤等多种方法。

端持：进针后，手握针柄，犹如手握虎尾，端持有力，守神导气，此阶段约3分钟。如欲补者，端持之拇、食二指持针柄略呈左转之势；如欲泻者，则端持之拇、食二指持针柄略呈右转之势；坚紧不松，如端长戈。

静守：将握针之手略作松弛，手握针柄，犹如手持钓线，静守池边，不紧不慢，不松不紧，持而不绷，夹而不脱，牵而不急，任其自置，如虎卧睡，神弛静气，任气而行。此阶段约3分钟。

按循：在透刺所行所达之部位，先针身，后针旁，再上下循经，略作按循，先按后循，按以指腹，轻重适宜，舒缓自然。再作循法，以透刺部位上下的经脉或所涉经脉为主，以松解肌肉紧张，利经气运行，助邪气祛除。

震颤：起针前再度手握针柄，手臂绷紧，略作伸直，拇、食二指小幅度捻转，兼作提插，特别是以震颤为主，再度激发经气，以运气机，留存疗效。此法操作2～3分钟出针。

（四）透刺特色穴位诸关系处理

透刺法之用穴，我在临床上除了有如《扁鹊神应针灸玉龙经》中记载的"头风偏正最难医，丝竹金针亦可施。更要沿皮透率谷，一针两穴世间稀"的丝竹空透率骨等经典穴位的应用外，更有一些其他好用的经验穴位，总结如表3-1所示：

表3-1 部分特色透刺穴位表

部位	透穴	方向	主治
头面部	四白透迎香	↔	眼病、鼻病、胆道蛔虫
	地仓透颊车	↔	面瘫、口、颊、齿病
	耳门透听宫	↔	耳病、下颌病

续表

部位	透穴	方向	主治
头面部	阳白透鱼腰	→	头痛、面瘫、目疾
	印堂透神庭	→	失眠、焦虑
	神庭透上星	→	头痛、失眠、焦虑
	颔厌透曲鬓	→	偏头痛
	率谷透角孙	→	紧张性头痛
	脑户透风池	→	头晕、头痛、项强
	百会透脑空	↔	失眠、脑病
	百会透四神聪	↔	失眠、脑病
	风府透翳风	→	头晕、耳鸣、项强
胸腹部	中脘透下脘	→	胃病、腹痛
	天枢透大横	↔	肠病、便秘、腹部肥胖
	天枢透腹结	↔	肠病、便秘、腹部肥胖
	天枢透大横	→	便秘、肥胖
	中极透曲骨	→	月经失调、带下
	气海透关元	→	脾肾不足、下腹病
腰背部	肺俞透心俞	→	胸痹、肺心病
	心俞透膈俞	→	冠心病
	膈俞透三焦俞	→	糖尿病、高血脂
	肝俞透胆俞	→	肝胆病
	脾俞透胃俞	→	脾胃病
	秩边透水道	→	前列腺炎、盆腔炎
上肢部	大陵透内关	↔	心悸、烦躁、气短
	列缺透尺泽	↔	咳嗽、气喘
	二间透后溪	↔	中风、颈椎病
下肢部	膝阳关透曲泉、阴包	↔	下肢痿痹、月经失调、下腹痛
	三阴交透复溜、太溪	→	汗症、更年期综合征

注：→单项透刺；↔双向透刺。

三、头颈部疾病"三风一针"平扫针刺法

头颈部疾病中,最多见的就是颈椎病、失眠、紧张性头痛、眩晕、耳鸣耳聋等病。因西药疗效不满意,很多患者救助于中医药和针灸治疗,而尤其是针灸以外治内,内外同治,取得了良好的疗效和临床口碑。经我多年临床实践,摸索出治疗头颈部疾病的"三风一针"平扫针刺法,下面浅述其法。

(一)"三风一针"平扫针刺方法概述

"三风"分别为风府、风池、翳风3穴。

具体操作:视患者颈部肌肉的薄厚酌情选取3寸、5寸或7寸毫针。

针刺方法:选取3寸(0.30mm×75mm)毫针,从风府穴进针,针尖向风池、翳风穴方向沿枕骨下缘刺入约2.5寸,针身分别经过风府、风池、翳风,捻转得气后留针20分钟。

针刺要点:针刺透刺时不可向颅内方向深刺,保持平刺进针,针尖透达翳风穴皮下,以不刺出皮肤为度。

因长针透刺可同时刺激到三个"风"穴,故名"三风一针"平扫法。

(二)"三风一针"平扫针刺法取穴机理

"三风一针"平扫针刺法操作固然重要,但探知选穴机理也很重要。为何如此选穴呢?

首先,三风是离头部最近的颈项部的穴位,是连接躯体和头部的重要部分。往往由风字开头的穴位,均有良好的养血之用,三风位于头部,三风可息风活血。《素问·风论》云:"故风者,百病之长也,至其变化,乃为他病也。"表明风为百病之长,同时也表明风邪为病的重要性和多样性。《素问·太阴阳明论》提出"犯贼风虚邪者,阳受之""伤于风者,上先受之",此处泛指"外风",风为阳邪,易袭上位。《素问·至真要大论》云:"诸风掉眩,皆属于肝。"此句泛指"内风",为阴偏虚、阳偏亢而出现风性特征的病证,如肝阳化风、热极生风、阴虚风动、血虚生风等均属此列。可见,头面

部疾病，大多是由气血不足，肝肾亏虚，内外风邪所导致的，且临床上也有多样，或为头晕目眩，或为头痛耳鸣，或为失眠多梦，或为颈项强直，或为面部诸疾等。

其次，是经络特性决定的。"三风"穴分属于督脉、足少阳胆经、手少阳三焦经。督脉为阳脉之海，总督一身之阳。督脉循行经项部至风府后入脑内，沿后正中线上行至颠顶百会，经前额下行至人中，故其循行纵贯颈项头面。足少阳胆经在头颈部循行起于外眦，向上到达颞部，下行至耳后，沿颈到肩。手少阳经"系耳后直上，出耳上角，以屈下颊至……从耳后入耳中，出走耳前……交颊……"。三条经脉网罗头颈及面部，经脉所过，主治所及，故三风穴对头面部疾病也有良好的治疗作用。

再次，与所选三个腧穴特性有关。风府为督脉、阳维脉、足太阳膀胱经交会穴。《通玄指要赋（杨氏注解）》有"风伤项急，始求于风府"的记载，此穴既可疏散外风，又能平息内风，醒脑开窍，为治疗一切风邪所致疾病的常用穴。风池为足少阳经穴，为手、足少阳经，阳维，阳跷之会穴，无论外感风邪，还是肝风内动，皆可取之。翳风穴为手、足少阳经之交会穴。《会元针灸学》曰："翳风者，两耳如翳，两完骨如屏，所谓为挡前后之风……故名翳风。"该穴有祛风通络、通窍聪耳、调气降逆、苏厥醒神之功，是治疗风火上攻所致头面部实热证之常用穴。三穴透刺，可同时振奋三经经气，加强疏风、通络、开窍醒神、聪头明目功效。有研究表明，针刺风池、风府穴能有效改善头颈部血流状态，使脑缺血得到缓解。针刺翳风穴可直接影响颈上神经节而调整颅内外血管的舒缩功能。因此，如同时刺激 3 个穴位，改善头部血液循环的作用必将加强。

（三）"三风一针"平扫针刺法取穴解剖特点

三个"风"穴的解剖特点决定了我为何可以采取三穴长针透刺法。

1. 腧穴定位

风府、风池两穴均在颈后区。风府穴在枕外隆突直下，枕骨下缘两侧斜方肌之间凹陷处。风池位于枕骨之下，风府穴外侧胸锁乳突肌上端与斜方肌上端之间的凹陷处。翳风穴在耳垂后方，乳突与下颌角之间的凹陷处。3 个穴位均匀分布于枕骨下缘。

2. 腧穴解剖

风府穴下有枕大神经和第三枕神经分布。皮下组织较厚，内有上述皮神经的分支、枕动脉的分支和枕静脉的属支。风池穴下有枕小神经分布，其纤维来自第三颈神经。皮下组织较厚，由脂肪组织及纤维结缔组织构成，内有第三颈神经的皮支和皮下静脉。翳风穴浅层分布有耳大神经、面神经耳支、耳后静脉；深层分布有面神经干、舌咽神经腮腺支、颈外动脉的分支、耳后动脉、翼静脉丛。

3. 针刺禁忌

风府穴切勿向上针刺过深，以免刺入枕骨大孔，伤及延髓。风池穴深层的重要结构为延髓和椎动脉，它们分别位于寰枕关节囊的内侧和外侧。若向内侧针刺过深则有刺中延髓的危险，若向外侧针刺过深则有可能刺中椎动脉。翳风穴的深层（超过 1.5 寸以上）为颈动脉鞘上端，内有颈内动、静脉和迷走神经。所以该穴不宜深刺，以免刺破颈内动、静脉，造成严重的出血。更危险的是刺中迷走神经，引起心搏骤停甚至休克。

"三风一针"平扫法为透刺法，即平刺，针刺时经过头半棘肌、头夹肌、头长肌，基本不涉及危险部位，故本针刺方法较为安全。三穴透刺，不仅可发挥三个穴位的作用，同时调节三条经脉的气血，也可以起到三经同时调整的协同和配合作用，从我们传统理论的认识来说，透刺法其通气血、通经络的作用，较单独使用某一特定穴位更加有效，且一针下去也减少了三针下去时的疼痛，增效而减痛，故我在临床上常常用之。

（四）"三风一针"平扫针刺法案例及分析

案例 1："三风一针"平扫法治眩晕案

患者，男，37 岁，2014 年 8 月 20 日初诊。主诉：眩晕 1 年，加重 4 个月。现病史：患者 1 年前无明显诱因出现眩晕症状，休息后可缓解。4 个月前眩晕症状加重，伴疲乏无力，颈椎 MRI 示：C3/4、C4/5、C5/6 颈椎间盘突出。现症见：眩晕、疲乏无力，有明显焦虑、恐惧感。近 2 个月来体重从

105kg 减至 90kg，之后出现厌食，前述症状均加重。血压 120/80mmHg，舌苔白厚腻，舌质略淡，有齿痕，舌下瘀滞，脉弦滑数。诊断：眩晕（风痰上扰为主）。治疗选穴：百会、大椎、双侧风池、风府、翳风、率谷、颈夹脊、外关、足三里、丰隆、太溪、太冲。"三风"穴用一针平扫法，余穴直刺 20～40mm，施以平补平泻手法，留针 20 分钟。双侧风府穴处加用电针，留针 20 分钟。针刺后予背部膀胱经拔罐，留罐 5 分钟。每周针刺 3 次，10 次为 1 个疗程。经治 1 周后，症状明显缓解，1 个疗程后症状完全消失，又巩固 1 个疗程后随访 6 个月未复发。

按语：本案患者眩晕 1 年，且呈渐进性加重趋势，属难治性眩晕范畴。论治此类疾病时，多从风、痰、瘀、郁、虚、多变（颈椎退变）等方面考虑。本案以风为主，兼夹痰、瘀、郁，颈椎病为原发病，因椎动脉供血不足而致眩晕。近日因减重过度，耗气伤血，血虚生风；饮食失节致脾阳受损，痰浊更甚；故风阳上扰，挟痰上行。"诸风掉眩，皆属于肝"，肝郁气滞致阳升风动，兼见气郁、血瘀，诸症夹杂，较为难治，因此，本案首选"三风"穴，以达祛风、行血、化瘀之效。同时根据辨证适当配伍益气行血、化瘀祛痰的足三里、丰隆、太溪、太冲等穴。再配合头颈局部腧穴，可有效改善头部的缺血缺氧状态，从而达到治疗颈源性眩晕的目的。

案例 2："三风一针"平扫法治头痛案

患者，女，29 岁，2013 年 10 月 14 日初诊。主诉：间断头痛 2 年余，加重 1 个月。现病史：患者既往有偏头痛病史 2 年余，近 1 个月来逐渐加重。头痛发作时以全头胀痛为主，口服止痛药方可止痛。自诉平时心情尚可，偶有食后腹胀，嘈杂。因工作原因经常熬夜，额头痤疮时发，月经正常，大便干，舌暗滞，苔黄腻，舌下瘀滞，脉弦滑。诊断：偏头痛。治疗选穴：双侧风池、风府、翳风、头维、外关、合谷、足三里、丰隆、三阴交、解溪、内庭、太冲，针刺 20 分钟，双侧风府穴处加用电针，针刺后予背部膀胱经拔罐，留罐 5 分钟。"三风"穴用一针平扫法，余穴直刺 20～40mm，施以平补平泻法，留针 20 分钟，每周针刺 3 次。针灸治疗 1 次后，症状即刻缓解，治疗 1 个月后症状完全消失，随访 1 年未复发。

按语：偏头痛属中医学"头风"范畴，无分外感内伤，主要病机均为风邪。外感主要以风邪外袭为主，根据兼证不同，可辨为风寒、风热、风湿外袭证。内伤主要为肝阴虚阳亢、化火生风型，风痰上扰型，血虚生风型和血瘀生风四型，或各证型兼夹为病。本案患者为头痛所困扰2年余，每于头痛发作时影响生活及工作，心情亦受到影响。分析本病为肝郁血瘀，化火生风，脾虚痰蒙清窍所致。初诊时肠胃症状明显，概为肝气犯胃，木克脾土所致，为标证。故治疗时以"三风"穴为主穴，配合脾、胃、肝经穴位加减治疗，在祛风、通络、止痛的同时还可达到肝胃同调、气血同治、痰瘀并治的目的。

案例3："三风一针"平扫法治复视案

患者，男，31岁，2013年11月20日初诊。主诉：双眼复视18个月加重8个月。现病史：2013年5月因复视1年加重2个月就诊于某医院，MRI示：颅内占位性病变（CPA池、桥前池、环池左侧）；表皮样囊肿。6月行左侧CPA入路肿瘤近全切除术。术后出现左眼小角度麻痹性斜视，视物疲劳，双眼干涩；矫正视力：左4.5、右4.9。左耳听力减退，时有耳鸣如蝉声，缠绵不断，影响正常交流。情绪不稳定，烦躁，纳食可，二便正常。体格检查：生理反射正常，病理反射未引出；左眼眼球内偏、外展障碍，余未见异常。舌红苔白腻，脉弦滑。诊断：复视；耳鸣。针刺选穴：百会，双侧风池、风府、翳风、视区、睛明、承泣、球后、耳门、听会、外关、合谷、期门、足三里、丰隆、光明、三阴交、太冲。"三风"穴用一针平扫法，睛明、承泣、球后均避开眼球，直刺15～20mm，余穴直刺20～40mm，施以平补平泻法，留针20分钟。电针双侧风府、视区、足三里。针刺治疗每周3次，10次为1个疗程，每次20分钟，针刺后于双侧风池穴注射红花注射液，每穴1mL。注射后予背腧穴拔罐，留罐5分钟。中药治疗：第1个疗程中药以半夏白术天麻汤合补阳还五汤为主加减治疗，第2个疗程开始后渐次配合逍遥散、桃红四物汤等加减，原方酌加柴胡、茯苓、薄荷、桃仁、红花等药物。第1个疗程中，每次针刺后双眼视物轻松，清晰度增加，视物疲劳感减轻，但每于第2天或第3天复作。治疗3个月后，复查双眼视野明显改善，左眼斜视亦好转。矫正视力：左4.6、右4.9。自诉左耳听力略有好转，左耳接听电话时基本能听清楚，偶有耳鸣。

按语：风邪是导致眼病的重要因素。《素问·太阴阳明论》云："伤于风者，上先受之。"双眼位于头面，为人体上部，易受风邪侵袭。肝开窍于目，肝肾精血不足，肝风内动，易累及双目。本案为手术后继发复视，来诊时距发病已近两年，诊断为肝肾精血不足，肝风内动，痰瘀互结。因病情相对复杂，选取了针药并用的方法。治疗前期，在中药应用方面以活血化瘀为主，除选用补阳还五汤外，还选用活血作用较强的红花注射液于颈项部穴位注射，增加疗效。因恙延日久，疗程相对较长，患者情绪势必受到影响，因此治疗过程中适度使用逍遥散类方剂以疏肝解郁，有利于眼疾的康复。针刺方面，"三风"穴配合局部穴的使用是本案选穴要点，除"三风"穴按照前述方法针刺外，球后、睛明、承泣等眼周穴位，均选用1寸半毫针刺入0.7～0.9cm，刺入即可，不做手法，以免局部出血。余穴常规刺法即可。在临床中，各种疗法均可灵活应用，并且侧重多法的配合应用以达最佳疗效，即经常强调的"杂合以用"。

四、取燔针行三焦而利水肿

（一）三焦气化功能与水肿发生的病机

水肿是指过多的体液在人体组织细胞间隙或体腔中积聚。西医认为水肿的产生机制是细胞内外体液交换失衡的结果，其中淋巴回流受阻是水肿产生的重要因素之一。临床上除了治疗原发病以外，多通过调节水液代谢及利尿药物促进流出的体液向细胞内及体外转移以治疗水肿，但从长远来看，长期运用化学药物不仅不能达到良好的治疗效果，而且对肝肾功能均有不同程度的损害。

中医认为水液代谢的功能虽归于肾，但三焦的行气通水功能，是辅助肾行利水功能不可或缺的。《灵枢·五癃津液别》说："三焦不泻……水溢则为水胀。"《灵枢·邪气脏腑病形》有"三焦病者……溢则为水，留即为胀"之语。说明三焦具有行气通水的作用。若三焦阳气不行，气道遏阻，水液储留泛滥于肌肤，肿胀遂生。其他脏腑功能障碍所引起的水肿，亦必然通过三焦气化功能失调这一环节才能发病。可以说，水肿的形成，除了肾本身的问题，大部分就是三焦经气不畅，水道不利所致。那么三焦功能失调，水道不通，如何使其畅通以消除水肿呢。古人有很多好的方法给了我们以启迪，古代大禹治水，就是人对自然界水患治理的一种创举。堵不如疏，人体一切气血运行，一是要有动力；二是要有道路。无动力则气血不行，无道路则气血妄行，都是取乱之道。动力是什么，动力就是阳气。道路是什么，道路就是三焦为基础的身体网络，这个网络不仅将气血运行至全身，亦是水液杂质代谢的通道。

（二）燔针温通与行气利水

火针，古称"燔针"。本人以火针为主，扩大到普通毫针集簇刺之烧针或微火针集束用之。此法对于三焦不利，水肿内生之病症，具有温通三焦，以助气化，利水消肿之效。

古人以温热运动为阳，针灸家就用火针，取其阳热之性，温化疏通凝聚之阴邪。火针的原理就是通过针刺，将火热宣通之阳气传达到相应经络，以通为用，通达病变之所，通调病变之脏腑气机，使气机得畅，恢复脏腑功能。火针宣通阳气，在治疗水肿过程中是以阳治阴病，属于对因治疗，符合治病求本的原则。

（三）燔针拓用与水肿之治

主要穴位：选取与三焦气化、行气行水相关之腧穴。

对于水肿的治疗，可以选取委阳、足临泣等以调节三焦、膀胱气机，通调水道，使水邪有出路。

委阳穴：三焦下合穴，又属膀胱经穴，充分发挥三焦之调节水道及调理膀胱州都的作用，以畅通水道。

支沟穴：手少阳三焦经腧穴，对于上、中、下三焦具有疏理气机，调气行水的作用，并对相应部位的脏腑具有良好的调整作用。对于三焦不利之水肿，具有利水消肿之特殊疗效。

足临泣穴：足少阳胆经输穴，输主体重节痛，通调水津代谢，使皮下水液运行于三焦水道。

临床为了扩大针刺应用范围，而不失火针温通之效，对那些畏惧火针者，本人应用两种变通用法。

1. 毫针集簇刺之烧针

分别取 3 寸或 5 寸毫针，依体质肥瘦及性别、年龄而定。年轻、瘦小、女性，取 3 寸毫针；中壮年、较胖、男性，可取 5 寸毫针 3 根针。然后用烧软的毫针将针尾聚拢，用点火棒或棉团架火法，将针尾部烧红 1 ～ 2 分钟。分别刺入上述三穴。

2. 微火针集束施用

分别取 1 寸或 1.5 寸毫针烧红后刺入上述穴。留针 5 ～ 10 分钟。

上述三穴共同作用达到行水利水，消除水肿的作用。此二穴属性与三焦通调水液有很大关系。临床上运用火针点刺上述穴位，并不马上出针，而是留针 3 ～ 5 秒，使热气充分运达发挥作用，再行出针，皮肤表面多有淡黄透明的组织间液流出，再于局部火罐留罐，以促其尽量排净。

（四）临床验案与证治体会

案例

陶某，男，60 岁，双下肢浮肿 20 余天。症见：双足及小腿凹陷性水肿，右足为重，按之没指，皮下波动感明显。患者既往有高血压病，慢性肾功能不全属尿毒症期。舌暗苔白腻，脉沉滑。证属阳虚水泛之水肿。选取火针应用酒精灯外炎加热至火针前端变红，迅速点刺肿胀皮肤，选取委阳穴及足临泣穴，留针 3 ～ 5 秒后拔出，并于针刺部位加拔火罐留罐。火针点刺后，可见大量淡黄色澄清组织液由针眼外渗。应用此方法两周共四次后，双足及下肢的肿胀基本消退。

主要体会：

（1）下肢水肿关乎三焦气化不利。三焦主气主水，一旦气滞不行，气化不利，则水湿不化，聚于下肢而生水肿。故取穴以疏运三焦气机以消下肢水肿最为恰当。故取三焦经穴委阳穴为主。

（2）下肢水肿多为阴邪为患。故其症非火不温，非温不化，非温不行，非针不到。故用火针治以通利三焦，以火为温，以温化阴，以温行水，以温调气，以温消肿。

（3）下肢水肿，火针非留针而不足以聚温运气利水而取效。在火针刺入之后，留针3～5秒，实则留温运气，增加利水消肿效应。

（4）下肢水肿加拔火罐留罐可增加祛水肿效应。下肢水肿拔罐留罐可对穴位加以吸附力量，一方面增加局部经气感应，以利于三焦气机畅达；另一方面，也能在局部应用吸附力量而排出较多淡黄色液体而利于水邪外出，尽快消肿。

五、火针活用"府输"下合穴治痹经验

痹症，痹者，闭也。主要是指风、寒、湿等病邪侵袭，经脉闭阻，气血不畅的一类病证，以皮肉、筋骨、关节酸痛、麻木、重着、伸屈不利，甚或关节肿胀、发红、灼热、变形等为主要临床表现。临床主要分为行痹、痛痹、着痹和热痹等。《内经》依伤及人体不同部位及与内脏对应关系的不同，又将痹症分为皮痹、肉痹、筋痹、骨痹和脉痹等。现今风湿性关节炎、类风湿关节炎、风湿热、纤维组织炎、风湿性多肌痛、骨关节炎和一些血管病、神经痛等病，均属中医"痹症"范畴。此类病症，多呈缓慢性、进展性、顽固性、复杂性特点，病情缠绵，反复发作。火针，则是治疗此类病症的最有效方法之一，掌握火针的治疗方法很重要。活用"府输"下合穴，是火针治痹取效的刺法之一。

痹症细分为五类，即为"五痹"。本人在经络、脏腑辨证的基础上，提出了取"府输"下合穴五痹刺的火针特色针刺方法。临证强调火针活用取"府输"下合穴治疗痹证。"痹阻阳经，运动失职，痹症治阳，经脉畅通"是火针治痹症取"府输"下合穴的意义，并以此创立了独特的治痹取"府输"下合穴"五动"法，即"动针""动经""动揣""动肢""动深"。根据"五痹"病程的长短及病位的深浅，动态把握火针针刺深度与方法。

（一）火针治痹取"府输"下合穴之内容

"府输"，源于《灵枢·官针》："远道刺者，病在上，取之下，刺府输也。"原指上病下取、循经远道取穴的一种刺法。"府"，即"腑"，指"六腑"，即胃、胆、膀胱、大肠、小肠、三焦六腑，"府输"，即"腑输"，是指六腑在足三阳经上的下合穴，临床一般用于毫针治疗六腑的疾病。"远道刺"所用的"府输"，即六腑的下合穴临床是否可用于治疗痹症呢？回答是肯定的。但目前对于火针活用《灵枢·官针》"府输"下合穴治痹的临床报道鲜见，其法也少有研究。本人通过长期临床实践发现六腑在足三阳经膝关节以下的 6 个下合穴，可以火针活用来治疗痹症，而不要囿于既往仅仅治疗腑病的应用。

（二）火针治痹取"府输"下合穴之意义

痹病罹患，广累阳经。隶属于六腑的阳经，遍及于头面、躯干的背腰、身侧、四肢的外侧，足阳明胃经还循行于腹胸部。因此，阳经循行，从头到足，从前胸到后背，从上肢到下肢，几乎遍及主要肢节，此惟阴经之分布之所不及。痹症经脉痹阻，气血不畅，其表现多在肌肉僵硬、关节疼痛，在病变部位上涉及了最为广泛的阳经循行部位，也就是说，阳经循行部位受累最广。

痹阻阳经，运动失职。对于痹症，出现一系列临床症状，因筋肉疼痛而全身难受，因关节肿胀而活动受限，因肢体僵硬而步履维艰，因关节变形而失却功能。以这些运动障碍为主症的痹症，皆为阳经痹阻、"阳动"失职所致。

痹症治阳，经脉畅通。阳经盛长，脉气旺盛，阳主动，痹症治取阳经，提纲挈领，一矢中的。因此，痹症以取阳经效果为佳。而阳经内属于六腑，下合穴是调整六腑的要穴，"合治内腑"，所以，取六腑的下合穴，能外调痹阻肢体的阳经，内调所属的六腑，火针可活用《灵枢·官针》取"府输"治疗痹症。火针取六腑的下合穴，也更为穴简效宏。具体来说，火针治痹，可取位于下肢足三阳上的 6 个下合穴，分别是足三里（胃之下合穴）、阳陵泉（胆之下合穴）、委中（膀胱下合穴），以及上巨虚（大肠下合穴）、下巨虚（小肠下合穴）、委阳（三焦下合穴），以有效缓解痹症症状，特别是减轻以运动功能障碍为主的肢体痹痛症状。

（三）火针治痹取"府输"下合穴"五动法"

火针治痹取"府输"下合穴施术时，在手法上有讲究，强调"五动"法。一是"动针"。将火针在所刺的"府输"下合穴做小幅度快频率提插捻转

2～3次。二是"动经"。在火针治疗前，先在"府输"下合穴相关经脉循行线上，特别是从膝关节以下部位的经脉上下循经轻轻拍打，以激发、激动经气。三是"动揣"。在火针治疗前，先在相关"府输"下合穴轻轻揣按，穴位处如有压痛或在穴周有痛敏点的，则同时标记以便定穴刺之。如此意在使下合穴处邪气分散，肌肉松弛，以利针刺，也减少针刺之痛。四是"动肢"。即火针治疗的同时，令患者活动痹痛上肢，或痹痛关节部位。并可应用巨刺法，如肢体痹痛，左侧病刺右侧相应下合穴，右侧病刺左侧相应下合穴。火针治疗时若配合肢体运动，则有助于提高疗效，缓解痹痛。五是"动深"。痹症细分为五类，即为"五痹"。根据"五痹"病程的长短及病位的深浅，动态把握火针针刺深度。

（四）火针治痹取"府输"下合穴五痹刺

1. 皮痹刺大肠之下合上巨虚

"皮痹"可见皮肤麻木不仁、畏寒怕风、局部或全身皮肤顽硬光亮、无汗、毛发脱落等症。病情迁延日久，邪可入肺。肺为脏，属阴，位居上焦，为阴中之阳，且肺与大肠相表里，肺主皮毛，皮痹与肺相关，其病位较浅，故刺大肠下合穴上巨虚，以火针较浅刺之。

2. 肉痹刺胃之下合足三里

"肉痹"一般是四肢活动迟钝、不能收持之症。《素问·四时刺逆从论》曰："太阴有余，病肉痹寒中。"即是说，因为外感风寒湿之病邪，未能及时从太阳经而解，遂入于里。加之饮食失节，膏粱厚味，肥美之食，内伤于脾，脾失所主，肌肉不荣，而肌肤失去润泽，久延不治，而成肉痹，出现四肢弛纵、缓而不收等症状。脾胃相表里，则应在胃之下合穴足三里穴施行火针。脾胃居于中焦，足三里穴处肌肉较为丰厚，脾胃居于中焦，病位深度居中，故其火针施术，应适当深于皮痹的治疗。

3. 筋痹刺胆之下合阳陵泉

对于"筋痹"，《素问·长刺节论》曰："病在筋，筋挛节痛，不可以行，名曰筋痹。"《素问·四时刺逆从论》："少阳有余，病筋痹，胁满。"《圣济总录·筋痹》："以春遇此者为筋痹。其状拘急，屈而不伸是也。"筋痹是因正气不足，外邪客于筋脉，或跌仆外伤，损于筋脉，或痰湿流注，气血闭阻，筋脉不畅，致以关节拘挛、屈曲不利、筋急抽掣、疼痛不已、背脊强直、步履维艰等为主要表现的一种病证。本病多在春季发病，且肝主筋，故多与肝有关。《素问·痹论》说："筋痹不已，复感于邪，内舍于肝。"《素问·痹论》曰："肝痹者，夜卧则惊，多饮数小便，上为引如怀。"《圣济总录·肝痹》曰："肝痹……肝之合筋也，故筋痹不已，复感于邪，则舍于肝也。"故治以舒筋柔肝、养血祛邪为要。肝胆相表里，应于胆之下合穴阳陵泉穴为主火针点刺。同时，阳陵泉又为筋会，故对于筋痹效果显著。"膝为筋之会"，筋痹，多有膝关节症状，因此，对于火针阳陵泉穴，要注意"三向"：一是火针尖略偏向足三里一侧，多成60°～75°刺向足三里，此意主要是"治肝必先实脾"，柔筋不忘调脾，治筋痹不忘治养血，甚至可以说，"治筋不忘实脾"，脾胃充实，则有助于养血柔肝，疏养结合。二是火针尖略偏向犊鼻，此乃火针刺向病所（膝）。三是火针尖略偏透阴陵泉方向，以阴阳相济，内外互联，沟通广泛，自古针法就有阳陵泉与阴陵泉互透之法，火针施治之针法，同样可借用古法。

上述三法，其火针针尖偏向原则：筋痹而肝病症状明显的，针尖选偏向一；筋痹而膝部症状明显的，针尖选偏向二；筋痹症状较多，且无明显偏重部位的，针尖选偏向三。前述火针施术方法，可用于颈椎病、肩周炎、筋膜炎、骨膜炎、腱鞘炎、肌腱炎、坐骨神经痛，以及陈旧性创伤、慢性劳损、肌腱粘连等出现筋痹等症状者。

4. 骨痹刺膀胱之下合委中

对于骨痹，《素问·长刺节论》曰："病在骨，骨重不可举，骨髓酸痛，寒气至，名曰骨痹。"骨髓空虚，正气虚弱，外邪内搏，留滞于骨，致骨节疼痛、肢体沉重、难以举步、麻木发冷，甚至痛苦异常、四肢僵硬、屈曲难伸、关节挛急，或有浮肿。《张氏医通》及《类证治裁》均提及"骨痹，即寒痹、痛痹也"，此说颇合临床。寒痹、痛痹，疼痛剧烈，易现肢痛筋缩、肢节废用的骨痹。西医的类风湿关节炎、强直性脊椎炎、骨性关节炎、大骨节病、多发性骨髓瘤、痛风等病种，多可出现骨痹之症状。肾主骨，故骨痹又称为肾痹。《素问·痹论》曰："肾痹者，善胀，尻以代踵，脊以代头。"《症因脉治》卷三曰："肾痹之症，即骨痹也。"所以，骨痹与肾有关，肾与膀胱相表里，故应取膀胱下合穴委中火针施治。委中穴火针施治之，其火针要"四变"。一是变方向。"脊以代头"时（即脊柱因痹变形，呈弓背弯曲畸形），火针针尖向上；"尻以代踵"时（即腰骶、髋骨、下肢因痹变形，呈蹲位弯曲畸形），火针针尖刺向犊鼻或内膝眼；足跟痛时，火针刺向曲泉（肾经合穴）。二是变刺数。症状轻时，火针单刺（单用一根火针刺之）；症状较重时，火针双刺（火针一穴双针）。三是变留疾。痛状一般，用疾刺法，不留针；痛状显著、痛甚切心、剧痛难忍，用留针法。四是变刺深。痛以脊柱为显的，火针适当浅刺；痛在诸关节，阴冷痛剧，火针适当深刺。

5. 脉痹刺小肠之下合下巨虚

对于脉痹，《素问·痹论》指出"在于脉则血凝而不流"。清代何梦瑶《医碥·痹》提到"血脉不流而色变"，指出："外感之寒湿能痹，岂内生之寒湿独不痹乎？"认为内生之瘀血、痰饮亦可致痹，"死血阻塞经隧，则亦不通而痹矣"。正气不足，六淫侵袭，血瘀不畅，凝涩闭塞，经脉痹阻，出现以肢体疼痛、手足逆冷，或麻木不仁、肤色暗黑，或见苍白、脉搏微弱，或为无脉等特征的一种病证。本病与血栓闭塞性脉管炎、闭塞性动脉粥样硬化、大动脉炎、肢体动脉栓塞、结节性动脉炎、雷诺病及静脉炎、下肢静脉曲张、无脉症等周围血管疾病未发生溃疡或坏疽者症状类似，即本病主要在于血管病的病理表现。心主血脉，脉应于心，故脉痹又称"心痹"。心与小肠相表里，应取小肠下合穴下巨虚。鉴于心主血脉，脉痹关乎心，其病又多为血脉症状。而脉痹临床症状，既可是寒证，又可是热证，既可是血瘀阻络的实证，又可是血脉空虚之虚证，因此，针刺下巨虚时，火针应用手法要略作变化。对于实证，取针要较粗，出针稍摇大针孔；对于虚证，取针要细，出针按压针孔。对于寒证，可以在火针刺的基础上，再加上艾灸或95% 乙醇温烧针尾；对于热证，可以配合火针拔罐出血。同时，还可配合脉痹有症状的远道部位或上肢适当运动，以增强火针针刺下巨虚治疗脉痹之效应。

（五）典型病案（筋痹）

患者，女，33 岁，于 2012 年 4 月 20 日初诊。主诉：手足关节肿胀，晨僵明显，疼痛颇剧 10 余年，加重 4 年，近 2 个月以来症状尤甚。幼年时体质较弱，为加强锻炼，从 12 岁起便学习游泳，且被吸纳进小学校队每学期定期在水中训练。其后渐感觉周身发凉，关节时有疼痛。当时仅当一般受寒治疗。直到 10 多年前症状加重才予以认真查治，从而被诊断类风湿关节炎。近 4 年来症状反复，且在情绪变化及春季症状加重，掌指关节出现屈曲畸形，多次在当地医院就诊，先后应用多种药物，包括甲氨蝶呤片、强的松等药治疗，其效不显，因其屈伸困难且伴疼痛，经常应用芬必得、扶他林等药物，症状无明显缓解。近 2 个月以来，时值春季，性情急躁，易于发火，症状趋重，胁肋不舒，时有胀痛，夜有惊惕，手指等小关节更加不能屈伸及疼痛，双侧手指间关节，特别是近端指间关节屈曲畸形，关节肿胀，略有压痛；双侧腕关节屈、伸、展、收及环转运动皆有不同程度的障碍；双侧膝关节屈伸受限，压痛，跖趾关节跖屈不利，诸小关节皆稍有肿胀。诸症状昼轻夜重，生活几近不能自理。由于足趾关节屈曲肿胀、变形拘挛，腿部似受牵掣，行走时步履维艰。因限于既往药物治疗未效及恐惧其副作用而来诊。有关检查显示，类风湿因子（RF）阳性，抗环瓜氨酸肽（CCP）抗体阳性。舌质边略红，稍暗，苔薄，脉微弦数。此患者罹患筋痹是因正气不足，寒湿客于筋脉，气血闭阻，筋脉不畅，以致出现关节拘挛、屈曲不利、筋急牵掣、疼痛不已、步履维艰等症状。恙情日久，渐入于肝。根据《灵枢·官针》取"府输"下合穴治疗痹证的论述，取胆之下合穴阳陵泉穴为主，以火针治疗。一周治疗 2 次，共治疗 10 次，其症状缓解明显，特别是诸关节拘痛症状大为好转，生活不但自理，且已恢复正常上班。

小结

火针学术思想，根源于《内经》的传统针灸理论，应用《灵枢·官针》"府输"下合穴之法，指导火针治痹，具有独特疗效。火针疗法应用广泛，操作简便，疗效肯定。在操作过程中，术者必须胆大心细，定位要准确，疾进疾出，动作迅速，尽可能减轻灼痛感。

六、长针透刺技法

"长针者，锋利身薄，可以取远痹"，它的形状细长如麦芒，所以又称为芒针，属于古代九针之一。很早以前的古人已经在用长针治疗痹症，而且长针透刺也为历代医家之常用刺法，我一直认为长针透刺法能直达病所，疏通经络，调和气血，具有用针少、见效快、易接受等优点，但是如何掌握长针多向透刺操作方法与治疗规律是我们临床上常遇到的问题，我把自己的临床心得和大家分享。

（一）长针透刺技法的应用范围

1. 疼痛性疾病

远痹指发生在四肢肌肉、骨关节的疼痛性疾病，如肩关节周围炎、肩周肌肉劳损、肩背筋膜炎、网球肘、尺神经损伤、正中神经损伤、坐骨神经痛、膝关节病变等。选穴一般以局部穴为主。例如：上肢肩髎透刺臂臑，肩前透刺肩贞治疗肩凝症；下肢阴陵泉透刺阳陵泉治疗膝关节痛；面部颊车透刺下关治疗三叉神经痛。

2. 胃肠道疾病

治疗胃脘痛、消化不良、腹泻、便秘等，多选择腹、背部穴位，背俞穴透刺调节脏腑经气，如脾俞透肾俞。

3. 妇科疾病

治疗女性痛经、闭经、不孕、盆腔炎、子宫脱垂等，穴位以下腹部、腰骶部穴位为主，如中极透气海、中极透曲骨等。

4. 泌尿系及男性生殖系统疾病

治疗泌尿道感染、尿潴留、前列腺炎、前列腺增生、阳痿、早泄等，穴位以下腹部、腰骶部穴位为主，如秩边透水道等。

5. 脑源性疾病

治疗脑血管病、中风后遗症、老年性痴呆、智力发育不良、神经衰弱症、精神神志异常等，透穴以脑部、颈部、背脊部、四肢部穴位为主，如神庭透百会、风府透风池、大椎透至阳、曲池透外关、髀关透梁丘、足三里透丰隆等。

（二）长针透刺技法的方向性

1. 长针透穴方向有主从先后

《灵枢·官针》认为"合谷刺"不分主从，只要求一针分别向不同方向刺而已。我认为病痛有轻重缓急，反映于体表的征象也与之相应，也有主次之分、轻重之别。长针透刺要分症状与病位的主从，即在多向刺中分主从而透刺。长针透针之方向可首先达主病灶之痛处或痛点，其次分别再透向病变累及之他处，然后留针于主痛病处。此主次之透刺针刺充分适应了疾病的治疗需求。如神经根型颈椎病颈肩臂综合征之疼痛，可涉及颈、肩、臂广泛部位，若沿拇指侧为主，长针透刺既可以从肩髃透刺臂臑、手五里、曲池等穴，也可以从肩髎透刺臑会、天井等穴，还可以从肩髃透刺臑会等。但主透刺方向应为肩髃透曲池这一线上的手阳明经循经路线，此即为主透之向，其余皆为次要或从透之向。

2. 长针透穴方向为多维多重

目前临床透刺一般为单方向透刺，此远远不能适应病情多变、病位多重之治疗需求。长刺可多维向透刺，即透刺可向上、下、左、右，甚至加上直透的多维透刺，才能适应与满足针灸临床以痛证为主、疑难病为主、慢性病为主的现状。如梨状肌综合征，针刺可以从环跳透环中、透居髎，也可以从居髎透环跳、环中，也可从承扶透环跳、环中、居髎等。为适应疾病的治疗需要，实现长针的多维向透刺是必要的。

3.长针透穴方向为相互交联

透刺不光是单一循经或经与经之两经间的针身所向所至，更重要的是要诸经交贯、交联，沟通广泛而密集的经气以调虚实、营阴阳。如针刺大椎穴，可以纵透督脉、旁透膀胱经、横透胆经（肩井穴），举臂再扩展透刺到大肠经（肩髃）、三焦经（肩髎）等，以形成面状甚至网状经脉交联透刺。

4.长针透穴方向为错落纵深

临床现今长针多向透刺多为同一深度透刺，此既不能适应疾病状况，也不太符合经络与腧穴理论。长针透刺虽有多向，但应有透刺的深度不同，到达的部位不同，形成错落有致、深浅有变、疏密有度的透刺格局，这才符合疾病的深浅、病位的大小、寒热的病性及避害避危的操作。如肩带肌劳损所致的肩胛内侧疼痛，若用长针从肩外俞进针沿背部膀胱经纵行透刺，可透刺较为深长；双手抱肩后沿肩胛骨下方透刺长度可略短；向曲垣、天髎方向透刺的进针长度可以更短。此虽皆属于长针透刺，但透刺的深长程度长短有别，各不相同。这样纵深错落的长针透刺，既适应该部位的解剖特点，又适应病情治疗之需要。

（三）长针透刺技法的规律性

前述长针多向透刺可有"四变"，那么，此种长针透穴方向有无规律可循？如何将长针多向刺的方向由无序变为有序？我们经过长期临床实践，提出决定透刺方向的"四因说"，即因经脉循行介入、因解剖范围应用、因病情属性使用和因治疗目的确定方法。

1.根据经脉分布透刺

根据经脉循行走向而定长针多向透刺的方向。长针透刺的针身长度在75～150mm（3.0～6.0寸），这样就具备了进针深长的特点，多在肌肉较为丰厚、进针处相对较直的侧线或平面透刺。一般在四肢、胸腹、背腰、臀部等处施行操作，这些部位恰恰是十二经脉循经的主要分布之所在。长针透刺方向，可以确立循经脉分野为主的基本原则。透刺顺序仍然要先上后下、先阳后阴。除头项、四肢腕踝关节以下因肌肉浅薄及骨节较短而较少用长针多向透刺以外，其余部位基本都可以用之。在手足三阴经、三阳经、任脉、督脉诸经上施行长针多向透刺，阳经较阴经透刺要更深长一些、更多向透刺一些。长针多向透刺亦遵循迎随补泻循经脉走向的要求，顺着经脉循行走向的为补，逆着经脉循行走向的为泻。在长针多向透刺过程中，根据疾病的补泻要求，针向或顺经或逆经，或顺经多逆经少，或逆经多而顺经少。

（1）阳经多向互透

此种透刺多用于四肢运动功能异常、痹症疼痛、肌肉萎缩、背腰疾病或六腑病变等。在四肢部因阳明为经脉之海，故约半数以上的疾病在选取手足阳明经本经长针透刺的同时，再分别向其他手足阳经呈多向透刺。"膀胱经为六经之藩篱"；督脉虽未明确属于阳经，但循行于背腰部的阳面，且"督脉为阳脉之海"，沟通诸阳经脉气，因此背腰部的足太阳膀胱经、督脉皆可用长针多向透刺。操作时多从膀胱经第一侧线进针，在做本经透刺的同时，分别向第二侧线、夹脊穴、督脉以及带脉等呈多向透刺。对于脊柱病、后背正中病则从督脉长针透刺再多向透刺膀胱第一、第二侧线及夹脊穴等。

（2）阴经多向互刺

此阴经长针透刺多用于四肢内侧功能异常、疼痛属于阴寒者，胸腹疾病、内脏病变或其相关的组织器官疾病等。阴经循行于四肢内侧，上肢长针透刺多以手太阴肺经为先，这与"肺朝百脉"有关。《素问·经脉别论》曰："脉气流经，经气归于肺，肺朝百脉，输精于皮毛。毛脉合精，行气于腑。腑精神明，留于四脏，气归于权衡。权衡以平，气口成寸，以决死生。"此足见肺经及其穴位的重要性。同时，多种外感病首先犯肺而累及肺经及上焦，故上肢内侧病变多从肺经入手长针透刺，再分别向手厥阴心包经、手少阴心经多向透刺。下肢阴经涉及肝、脾、肾三经，此皆重要。一般疾病多取足太阴脾经或足厥阴肝经向其他足阴经做多向透刺，久病、老年病及严重慢性疾病可取足少阴肾经为主，向其他两条足阴经多向透刺。胸、腹部及内脏病变取循于此的足阴经透刺，多从肾经、脾经进针呈多向透刺；循行胸腹部侧面的足厥阴肝经因循行体侧，其穴位多不便施行多向透刺，故较少取胸腹部肝经穴位做多向透刺。任脉虽未明确属于阴经，但其循行于腹胸部之阴面，且"任脉为阴脉之海"，沟通与汇集诸阴经经气，故也多用于长针多向透刺，施术时可从前正中线的任脉取穴分别向其他循行于胸腹部的足阴经及足阳明胃经做长针多向透刺。

（3）阴阳经互透

无论在四肢还是在躯干皆可以根据病情需要而用长针做阴阳经之间的多向互透刺法。以阴病为主，渐及于阳者则从阴经起始，多向透阳经；以阳病为主渐及于阴者，则从阳经起始，多向透阴经。

2. 根据解剖范围透刺

人体各部位的组织结构不同，因而长针透刺所涉及的解剖层次与组织也不同。长针透刺要充分考虑到人体的解剖形态学结构，如长针透刺中有可能伤及神经、血管、内脏、骨骼等，要尽力避免，其透刺时有所浅、有所慎、有所避。如腹股沟、腋下、胸部深层等都要适当，少做多向透刺或避开相关组织器官而刺。对于凝血障碍、经期、孕期等少做或不做长针多向透刺法。

3. 依据病情属性透刺

疾病有寒热虚实，长针透刺要因病性而调整。对寒证宜多向刺阴经与任脉；对热证宜多向刺阳经与督脉；对虚证宜多向透刺五脏俞及脾胃经穴、任脉上的脐下穴位；对实证，在长针透刺诸阳经穴位时宜多向透刺一些有泻邪等特殊效用的穴位，如大椎、膻中、膈俞、丰隆等穴。还有深纳至骨或循脉痹阻的更深层面多向透刺。临床还可以长针透刺浅深结合做多向透刺等。总之，长针透刺经历代医家验证为针灸刺法中常用之法，既有理论依据，又有临床实践，其法简，其功显。但辨证取穴要准，主配要得当，透刺方向要正确。遵循长针透刺"四向""四因"说，可以较好地把握长针多向透刺的方法与规律，有利于针灸临床正确应用长针透刺，以提高疗效。

4. 根据治疗目的透刺

不同疾病有不同的治疗目的，急症宜长针多向透刺治标的经脉、穴位或部位；缓症则宜长针多向透刺治本的经脉、穴位或部位。如治痹，古代强调有治皮、治肌、治筋、治骨及治脉等不同，实质是要求针刺操作时深浅有别、择脉有异与手法有变等。故长针多向透刺时可依不同类型、属性的痹症而施术，如对皮痹，可在皮肤浅层多向透刺；对肌痹、筋痹，可在较深层面做特定多向透刺；对于骨痹、脉痹可以深纳至骨或循脉痹阻的更深层面多向透刺。

（四）长针透刺技法的方法

透刺时必须全神贯注，手如握虎，运气守神。通常右手持针，左手为押手，快速进针的同时，左手拇指、食指协助固定局部，中指按循针尖前进位置，针身达指定穴位后停止，同时进行适当的补泻，包括端持、静守、按循、震颤等多种方法。

端持：进针后，手握针柄，犹如手握虎尾，端持有力，守神导气，此阶段约3分钟。如欲补者，端持之拇、食二指持针柄略呈左转之势；如欲泻者，则端持之拇、食二指持针柄略呈右转之势；坚紧不松，如端长戈。

静守：将握针之手略做松弛，手握针柄，犹如手持钓线，静守池边，不紧不慢，不松不紧，持而不绷，夹而不脱，牵而不急，任其自置，如虎卧睡，神弛静气，任气而行。此阶段约3分钟。

按循：在透刺所行所达之部位，先针身，后针旁，再上下循经，略做按循，先按后循，按以指腹，轻重适宜，舒缓自然。再作循法，以透刺部位上下的经脉或所涉经脉为主，以松解肌肉紧张，利经气运行，助邪气祛除。

震颤：起针前再度手握针柄，手臂绷紧，略做伸直，拇、食二指小幅度捻转，兼作提插，特别是以震颤为主，再度激发经气，以运气机，留存疗效。此法操作2～3分钟出针。

（五）长针透刺技法的应用经验

透刺法之用穴，我在临床上除了有如《扁鹊神应针灸玉龙经》中记载"头风偏正最难医，丝竹金针亦可施。更要沿皮透率谷，一针两穴世间稀"的丝竹空透率骨等经典穴位的应用外，更有一些其他好用的经验穴位，总结如表3-2：

表3-2　部分特色透刺穴位表

部位	透穴	方向	主治
头面部	阳白透鱼腰	→	头痛、面瘫、目疾
	印堂透神庭	→	失眠、焦虑
	颔厌透曲鬓	→	偏头痛
	率谷透角孙	→	紧张性头痛
	脑户透风池	→	头晕、头痛、项强
	百会透脑空	↔	失眠、脑病
	风府透翳风	→	头晕、耳鸣、项强
胸腹部	中极透曲骨	→	月经失调、带下
	天枢透大横	→	便秘、肥胖
腰背部	膈俞透三焦俞	→	糖尿病、高血脂
	秩边透水道	→	前列腺炎、盆腔炎
上肢部	大陵透内关	↔	心悸、烦躁、气短
	列缺透尺泽	↔	咳嗽、气喘
	二间透后溪	↔	中风、颈椎病
下肢部	膝阳关透曲泉、阴包	↔	下肢痿痹、月经失调、下腹痛
	三阴交透复溜、太溪	→	汗症、更年期综合征

注：→单项透刺，从左透右；↔双向透刺，左右互透。

（六）长针透刺技法的操作

1. 选穴要点

（1）疼痛性疾病以阿是穴为主：在疼痛局部或功能障碍的局部选穴。

（2）脏腑相关疾病以背俞穴为主。

（3）妇科及泌尿系统疾病以下腹部穴为主。

（4）大血管及神经主干临近穴位不宜选择。

2. 操作要点

（1）选好针具：常规针具为 75 ～ 175mm（3.0 ～ 7.0 寸），具体长度参考病变范围、治疗目的及患者体型来选择。

（2）选好经络：循病变经络针刺。

（3）选好病点：分清主次，多病痛点兼顾。

（4）选好方向：脏病从阳刺阴，腑病从阴刺阳。

（5）选好深浅：针身虽长深浅有别。

（6）选好手法：慢频率、小幅度、慢行针。

（7）选好横竖：竖刺为主，横刺为次。

（8）选好止点：一般不过关通节。

（9）选好病程：长短结合，中病即止。

（10）选好禁忌：避伤要害，注意体质。

（七）长针透刺技法应用案例

池某，男，70岁。

主诉：右侧肩关节疼痛伴活动不利3个月。

现病史：3个月前无明显诱因出现右侧肩部疼痛，上臂背曲、旋后受限。经爬墙等功能锻炼后加重，不能提重物，夜间睡眠时疼痛剧烈。

既往史：既往体健，长期从事运动。

查体：肩峰端、冈上、肘关节部压痛明显。

中医诊断：肩凝症。

针灸穴位：肩髃穴、肩贞。

操作手法：常规消毒后6寸针刺入肩髃、肩贞穴后，分别沿大肠和小肠经向下刺向肘部15～18cm，小幅度提插捻转，得气后留针20分钟。每周2次。

预后：治疗2周后患者疼痛明显减轻，1个月后肩关节活动明显改善。

分析：此患者一方面由于年龄的关系，肩关节退行性改变，关节发生无菌性炎症，另外一方面长期运动，肩、臂肌肉劳损，及运动后汗出当风，风寒侵袭，因此，其病情较之常人有更复杂的因素与慢性过程，而且该患者身体偏瘦，对疼痛敏感，为提高疗效，故采用长针透刺法，长针进针至5～6寸，直指有病变的地方，以点带面，疏通经络，活血化瘀，松解粘连，增强患病局部经络之间的联系，改善患病局部经络的气血循行，让疼痛消除，从而使得肩部粘连彻底根除。一针多穴能减轻患者的紧张怕针的情绪，而且痛苦小，但仍能取得很好的疗效。

七、孙思邈十类隔物灸学术立意探讨

孙思邈，唐代著名医学家。他熟读经书，深研医学，博采史籍，集毕生之精力，撰写的《千金要方》《千金翼方》，既是集唐代前医学之大成，又是自己对医学理论与临床实践的总结创新。其书重视针灸，通书均可见针灸处方或其内容，最主要见于《千金要方》卷十九、卷三十，《千金翼方》卷二十六至卷二十八，专论针灸，尤推灸法。我国唐代针灸学富有成就，孙思邈就是针灸学成就的集大成者，他更是将灸法推上了一个历史高峰，为我国灸法学的传承、发展、创新做出了重要贡献。孙思邈灸法学术思想丰富，对其十类隔物灸法的学术立意进行探讨，具有很好的灸法学临床意义。

（一）隔物灸灸材掺药之学术立意

唐代以前，在艾绒或其他灸材里添加其他材料的并不多见。孙氏则独有灼见，认为单用艾绒或灸材，未免形单效弱，或不能完全适合病情，故而提出在艾绒等灸材中添加一些药物，以提高疗效，或降解燥性，或适宜病情之需。因此，孙氏因病因时因需因施，在灸材中加入一些特定药物，以之施灸法或作隔物灸之用。通常掺进的药品多为芳香药物及易燃物质。药艾灸的隔物灸，就引入了两个相关因素：一是在艾绒基础上加入的药物；另一个是隔物的不同。这样，其隔物灸的方法得到了极大丰富，疗效也得到了极大提高。而其隔物灸的主治功效往往因其加入药物的不同而异。如药蜡灸，即在单纯蜡灸的基础上再敷以药物；火灸蜡代灸，是将黄蜡、白蜡或石蜡烤热熔化用以施灸的一种方法，常温状态下的蜡固体形态向受热后蜡的液体熔化，再由液态蜡状态向固体冷凝的过程中，其艾、药、热与固体物刺激与压迫的作用到达病变组织，或透达于深层，具有消炎止痛，通经活血的作用。

孙氏隔物灸的材料，尚有不少因药物特性而取材的，例如以竹茹作隔物而施灸的，或直接以竹茹作炷而施灸的。竹茹，为禾本科植物青秆竹或淡竹的茎秆的干燥中间层。取新鲜茎，除去外皮，将稍带绿色的中间层刮成细小绵柔丝条，或削成薄片，捆扎成束，阴干。前者称"散竹茹"，后者称"齐竹茹"。具有清热化痰，除烦止呕的功效。用于痰热咳嗽，胆火夹痰，惊悸不宁，心烦失眠，中风痰迷，舌强不语，胃热呕吐，妊娠恶阻，胎动不安。味甘凉，滴眼可清热、凉血、化痰、止吐，主治痈肿疔毒、虫蛇咬伤等。用时将其捏制成炷状，置于患处，上用艾火点燃施灸。实际是灸材上加上了新的药物元素。如《千金翼方·卷二十四·疮痈下》记载了关于竹茹灸治疗疔肿的方法："刮竹箭上取茹作炷，灸上二七壮"；治疗瘰疬，"以艾一升，熏黄如枣大，干漆如枣大，三味末之，和艾作炷灸之三七壮，止"。《千金要方·卷二十五·诸般伤损》还记载了将其内服的用法，是其用法的发展："治为兵杖所加，木石所伤，血在胸背及胁中，痛不得息。用青竹茹、乱发灰各如鸡子大，二枚，上二味，于炭火上炙令焦燥，合捣下筛。酒一升，煮三沸，服尽之，三服愈。"

又如麻花灸是把大麻的花捣碎做炷或卷成条，放在患处，点燃施灸。《千金要方·卷二十三·痔漏方》中用大麻花和艾叶等分做炷，治疗疮疡、瘰疬、漏疮："七月七日日未出时取麻花，五月五日取艾等分，合捣作炷，用灸疮上百壮。"

这些都是在灸材中加入药物而作隔物灸的应用。艾中掺药是孙氏对《内经》灸法应用理论的进一步发展，从而扩大了灸法的适应证和治疗范围，对后世艾条灸、雷火针、太乙针都有相当大的影响。正因为孙氏对于隔物灸的灸材掺药学术立意，进而发展出诸多类别的隔物灸法。

（二）十类隔物灸立意

孙氏的隔物灸，内容丰富，有着特殊的内涵与中医理论指导，更是结合了当时时代特点、民间经验与医疗需要等而创立。本文主要论及孙氏十类隔物灸之立意，具体是隔盐灸、隔泥灸、隔蒜灸、隔豆豉灸、隔薤灸、隔面灸、隔附子灸、隔葶苈子灸、隔商陆灸、隔苇管灸。

1. 以盐为代表的温补肾阳立意的隔物灸

《千金要方·卷十七·肺脏方·积气》中载："少年房多短气，灸鸠尾头五十壮。又盐灸脐孔中二七壮。"《千金翼方·卷二十八·针灸下·淋病》中云："着盐脐中，灸三壮。"孙氏认为，"精少则病，精尽则死"，十分重视益肾对于人体保健与疾病防治的重要性，强调补肾温养和填精共济。补肾常常温润益精和滋阴填精同用。如治五劳七伤，附子、桂心与地黄、山茱萸、山药温润滋养，阴阳互求。又如鹿角丸、八正散、干地黄丸、石英煎等都采用温养与填精共用的组方原则。《千金要方》里，有一个著名的方子，"补丈夫一切病，不能具述方"，主要以温补肾阳为主。本法最早载于《肘后备急方》，用以治疗霍乱等急症。孙氏主要将其作益肾温阳，固肾填精之用。现代对神阙隔盐灸施灸方法有所改进，如在盐灸处的上方或下方增加隔物，治疗的范围也有相应的扩大，已用于多种腹部疾病及其他病证的治疗，这些，都是对孙氏隔盐灸温固肾阳理论及施灸设计思想的应用延伸。

2. 以泥为代表的培土制水立意的隔物灸

孙氏十分重视脾胃的作用，"神者，水谷精气也，五脏不足调于胃"。作为五行的"土"，具有承载、生化、受纳作用，土具母性，犹如脾胃。脾胃居于中焦，中原肥沃，与土相似。古人称"土爱稼穑"，就是指土有种植和收获农作物的作用。因而引申为具有生化、承载、受纳作用的事物均归属于土。故有"土载四行"和"土为万物之母"之说。土为万物之母，有生化、长养万物之特性，而脾能运化水谷精微，为气血生化之源，后天之本，故脾属土；土能克水，水能生木，木又能克土，从而使土不亢不衰。孙氏将上述理念，通过隔泥土灸的形式巧妙应用。《千金要方·卷二十二·痈肿毒方·发背》中治发背："寻时失音，所以养生者，小觉背上痒痛有异，即火急取净土水和如泥，捻作饼子，厚二分，阔一寸半，以粗艾大作炷。灸泥饼子贴着疮上灸之，一炷一易饼子。若粟米大时，可灸七饼即瘥。如榆荚大，灸七七饼炷即瘥。如钱大，可日夜灸之，不限炷数，仍服五香连翘汤。"《千金要方·卷六上七·窍病上·耳疾》治耳聋："作泥饼子，厚薄如馄饨皮，覆耳上四边，勿令泄气，当耳孔上以草刺泥饼，穿作一小孔，于上以艾灸之百壮，候耳中痛不可忍即止。侧耳泻却黄水出尽，即瘥。当灸时，若泥干，数易之。"孙氏将隔泥灸用于水湿症、湿热症，以及脓水淋漓之恶病。隔泥灸具有促进肿胀消退，组织修复；缓解痉挛，减轻疼痛，增加组织弹性，软化瘢痕等作用。隔泥灸之泥中含有油脂，对皮肤有润滑作用，使之富有弹性，具有美化皮肤的作用。本法临床应用广泛，可用于治疗风湿痹痛、软组织损伤、女性生殖系统疾病，还能够调整消化吸收、分泌和排泄功能障碍等。现代科学认为，泥土还含有益于人体的微生物、微量元素等，通过隔物灸之后，可以作用于病部，更好地起到治疗作用。临床加入一定的中药，其适应证更广，疗效更好。

3. 以蒜为代表的清热解毒立意的隔物灸

《肘后备急方》中最早记载了灸肿令消法："取独颗蒜横截厚一分，安肿头上，炷如梧桐子大，灸蒜上百壮。"隔蒜灸具有拔毒、消肿、定痛的作用。古人主要用于痈疽肿痛之症。孙氏应用与发展了《肘后备急方》的隔蒜灸方法，将之实际用于瘰疬（结核性淋巴结炎，或淋巴结溃烂、瘘管）等难治性疾病，而且要求重灸、大灸、日日灸，以消为度，这很符合结核性疾病缓慢性、进展性、难治性、顽固性特点。《千金要方·卷二十三·痔漏方·九漏》中载："灸一切瘰疬在项上，及触处但有肉结凝，似作瘘及痈疖者，以独头蒜截两头留心，大作艾炷，称蒜大小贴病子上灸之，勿令上破肉，但取热而已，七壮一易蒜，日日灸之，取消止。"又如《千金要方·卷二十五·备急方·蛇虫等毒》记述："治射工中人寒热或发疮在一处，有异于常者，取葫荽切贴疮，灸七壮。"此处，葫荽，《尔雅翼》："蒜有大小，大蒜为葫，小蒜为蒜。"《玉篇》："大蒜也。"《本草注》："今人谓葫为大蒜，蒜为小蒜。"现代对于隔蒜灸，在灸治方法上基本上沿袭孙氏之法，对结核病，特别是复发性或难治性肺结核等，目前仍是常用的有效之法，亦认为后世所用的铺灸法即为本法的发展；在治疗范围上又有所扩大，如用以治疗肺结核及疣等皮肤病证。

尽管在唐代孙氏缺少对于细菌、病毒及其他感染源直接检查手段方面的认识，但通过日常生活及中药应用蒜可以改善相关体内热毒症状，或治疗红肿热痛等外科疾病的观察，认识到用蒜可以清热解毒、消肿愈疮等。故而将隔蒜灸用于临床类，起到消炎杀菌、清除毒素等作用。

4. 以发酵类豆豉为代表的阴阳调和立意的隔物灸

《千金要方·卷二十二·痈肿毒方·发背》在"治发背及痈肿已溃未溃方"中指出："香豉三升，少与水和，熟捣成如薄泥，可肿作饼子，厚三分以上，有孔勿覆孔中，布豉饼，以艾列其上，灸之使温温而热，勿令破肉。如热痛，即急易之，患当减。快得安稳，一日二度灸之。如先有疮孔，孔中得汁出瘥。"又如《千金要方·卷六上·七窍病·耳疾》对于耳聋之治："捣豉作饼，填耳内，以地黄长五六分，削一头令尖，纳耳中，与豉饼底齐，饼上著楸叶盖之，剜一孔如箸头，透饼于上，灸三壮。"豆豉，古代称为"幽菽"，也叫"嗜"。豆豉约创制于春秋、战国之际。《楚辞·招魂》中有"大苦咸酸"，根据注释大苦即为豆豉。《史记·货殖列传》始见豆豉记述。最早的记载见于汉代刘熙《释名·释饮食》一书中，誉豆豉为"五味调和，需之而成"。公元2～5世纪的《食经》一书中还有"作豉法"的记载。古人不但把豆豉用于调味，而且用于入药，对它极为看重。《汉书》《史记》等也都有记载，其制作历史可以追溯到先秦时期。豆豉是中国传统特色发酵豆制品调味料。豆豉以黑豆或黄豆为主要原料，利用毛霉、曲霉或者细菌蛋白酶的作用，分解大豆蛋白质，达到一定程度时，加盐、加酒、干燥等方法，抑制酶的活力，延缓发酵过程而制成。关于豆豉之用，《肘后备急方》曰："伤寒有数种……若初觉头痛，肉热，脉洪，起一二日，便作葱豉汤。葱白一虎口，豉一升，绵裹，以水三升，煮取一升，顿服取汗。若汗不出更作，加葛根三两，若不得汗更作，加麻黄三两去节服，取汗出为效。"由此可见，豆豉主要以平和发汗之用为主。陶弘景："豉，食中之常用，春夏天气不和，蒸炒以酒渍服之，至佳。暑热烦闷，冷水渍饮二三升。依康伯法，先以酢酒溲蒸曝燥，麻油和，又蒸曝，凡三过，乃末椒、干姜屑合和，以进食，胜今作油豉也。患脚人恒将其酒浸以滓敷脚，皆瘥。好者出襄阳、钱塘，香美而浓，取中心弥善也。"此说明豆豉且可和中祛暑化湿。后世李时珍《本草纲目》曰："豉，诸大豆皆可为之，以黑豆者入药。有淡豉、咸豉，治病多用淡豉汁及咸者，当随方法。其豉心乃合豉时取其中心者，非剥皮取心也。此说见《外台秘要》。"可见孙思邈应用的豆豉，是以淡豆豉为主。《本经逢原》曰："淡豆豉，入发散药，陈者为胜。入涌吐药，新者为良。"进一步佐证了孙思邈所用的豆豉隔物灸意在加强艾灸平和发汗与解表化湿之功，兼有和中消暑作用。

5. 以薤为代表的理气宽胸立意的隔物灸

孙氏在《千金要方·卷二十二·痈肿毒方·瘰疬》的"治恶露疮方"中

记载："捣薤叶敷疮口，以大艾炷灸药上，令热入内即瘥。"薤叶，中药材名。本品为百合科植物小根蒜（薤）的叶。薤，分为根部的薤白与叶部的薤叶，具有相同的主治。薤，始载于《神农本草经》。薤生长广泛，正月发苗，其叶初看似韭，但薤叶中空似细葱，有棱，气亦如葱。一茎一根，根如小蒜，其名薤白，叶青根白，入药多用其根。薤白性味辛、苦，温，入肺、胃、大肠经，其性从下而上，主助阳气升发，有通阳散结，行气导滞之功。本品辛散行滞，苦泄痰浊，温通滑利，善散阴寒之凝滞，是治疗胸痹心痛的食疗佳品。薤白的临床应用由来已久。在《伤寒论》和《金匮要略》中记述了治疗胸痹证可用瓜蒌薤白白酒汤、瓜蒌薤白半夏汤、枳实薤白桂枝汤，以薤白为主药，对胸痛彻背、背痛彻心颇有效验，皆取自下而上从阴出阳之义。薤白多内服，以辛温助阳，从内达外，以治胸痹等。至于薤叶，因薤叶其性与薤白类同，亦可药用。对其用法，《肘后备急方》曰："治疥疮，煮洗佳，捣如泥敷亦得。"孙思邈对其应用多有发挥，将其薤叶用于隔物灸，是一项重要创新。以治金疮疮败，皮肌经脉虚寒，且可轻身不饥耐老。将薤叶隔物灸，对于疮疡痈肿、阳郁胎动等，凡阳气郁遏不行皆可随证应用。

薤叶，其功效类同于薤白。而薤白含有多种活性成分，有抑菌消炎作用，对痢疾杆菌、金黄色葡萄球菌有抑制作用，还有解痉平喘作用、抗血小板聚集作用、抗氧化作用、降低血脂及抗动脉粥样硬化作用、抗肿瘤作用、镇痛作用。同时，还有较好的抗氧化作用。采用分步醇沉和层析的方法，从薤白中分离纯化得到一种中性多糖AMP60N，由阿拉伯糖、葡萄糖和半乳糖构成。对AMP60N清除各种自由基的研究表明，其具有一定的体外抗氧化活性，呈现明显的量效关系，其抗氧化能力弱于维生素C。这些都表明，孙思邈用薤叶作隔物灸具有较好的临床意义。

6. 以麦面类植物面粉为代表的壮水消火立意的隔物灸

葛洪创用了隔面灸治疗毒肿疼痛之法，孙氏发展了隔面灸。在《千金要方·卷二十二痈肿毒方·瘭疽》中记载："治恶疮方，以面一升作饼，大小覆疮，灸上令热，汁出尽瘥。"孙氏用麦面作饼隔物灸之，创意新颖。一是依面粉之性而用。麦子多春种夏收，生长周期长，集天地之气而生长，基本历四时之寒热温凉，后世李时珍《本草纲目》引《医方集解》曰："大小麦秋种冬长，春秀夏实，具四时中和之气，故为五谷之贵。"在小麦四时生长中，秋凉冬寒历时最长，品性略偏寒凉。诚如《本草纲目》引《医学发明》曰："河渭以西，白麦面性凉，以其春种，阙二气也。"孙思邈主要在陕西铜川一带生活与行医。此处位居西北，气候总体偏凉。因此，孙氏所用麦面，属于偏凉之地而产，符合前述之小麦之性。据《名医别录》载："小麦，味甘，微寒，无毒。主除热，止烦渴、咽干，利小便，养肝气，止漏血唾血。"因此，足见孙氏取麦面略偏气寒之性而作面饼隔物之灸，为针对治恶疮肿毒病机而设，其治则为壮水清火，解毒止痛。二是鉴于麦面之归经之用。《本草纲目》记载小麦"甘，微寒，无毒。入少阴、太阳之经"。《素问·至真要大论》云："诸痛痒疮，皆属于心。"孙氏所用的隔面灸，主要用于恶疮肿毒等，从归经上讲，此类皆与心有关。心火炽盛，发为疮毒，化腐为脓，则宜取归手少阴心经及其与手少阴心经相表里之小肠经而作灸治；而临床肿毒之发，尽显于肌肤，病久体虚还可与足少阴肾经及足太阳膀胱经有所关联，如此之病性及病所涉及经脉，惟小麦面粉作衬隔之物为宜。其三，小麦面粉之性中和，做饼作隔物灸，不致因于灸而热性过大，且也能发挥灸的以热引热治疗因热毒所致的恶疮之效。至于后世诸多隔面粉灸之隔物灸之变法，基本上皆在孙氏的隔面粉灸的创意启发之下有所新用，不断将其法扩大应用于治疗痢疾、痈疽、功能性子宫出血等诸多病症。其四，《本草纲目》云："新麦性热，陈麦平和。"根据孙氏所用面饼作隔物灸所主治的病症，显然，其选择小麦面之面粉应是陈麦之面。更说明孙氏将面饼作隔物灸设计之精准与细腻，成为此类治疗方法的创意典范。

7. 以附子为代表的辛温大热类立意的隔物灸

孙氏用隔附子灸治疗诸药所不效痈疽，是取其"破癥坚积聚血瘕"的功效，如《千金要方·卷二十二·痈肿毒方·瘭疽》云："取附子削令如棋子安肿上，以唾贴，以火灸之，令附子欲焦，复唾湿，以火灸之，如是三度，令附子之热气彻内即瘥。"孙氏此处附子之用，十分富有新意。顽固性久治不愈之痈肿，多属于虚寒，非热无以除寒，非温无以补虚，非辛无以化散，非峻无以祛毒，非附子所属。附子具有回阳救逆，补火助阳，祛寒除湿的功效，内脏虚寒者常用之，但用于痈肿者并不常见。孙氏应用其治疗痈毒久治不愈，认为此时病机必虚必寒必瘀必积必聚，虚寒为关键，得热则寒可散，得辛则聚可化，得峻则痛可去，所以大胆应用附子来作隔物灸，同时还可以起到温经止痛等作用。正如《神农本草经》所云："主风寒咳逆邪气，温中，金疮，破癥坚积聚，血瘕，寒湿踒躄，拘挛膝痛，不能行步。"在孙氏思路基础上，可以将隔附子灸广泛用于治疗阴盛格阳，大汗亡阳，吐利厥逆，心腹冷痛，脾泄冷痢，脚气水肿，咳嗽气喘，风寒湿痹，踒躄拘挛，慢性泄泻，遗精、阳痿、早泄，宫寒不孕、月经不调、闭经，阴疽疮漏，以及其他沉寒痼冷之疾。在孙氏将隔附子灸主要用于痈肿疮毒的同时，王焘《外台秘要》记载崔氏疗耳聋、牙关急不得开方："取八角附子二枚，酽醋渍之二宿，令润彻，削一头纳耳中，灸十四壮，令气通耳中，即瘥。"其附子之用，有异曲同工之妙。此也说明，孙氏的隔附子灸确有临床实践且有疗效。直至今日，在孙氏隔附子灸之启发下，临床应用可以更为拓展。

8. 以葶苈子为代表的破坚逐邪立意的隔物灸

葶苈子的归经，因历代著作而略有不同，《雷公炮制药性解》认为其归"肺、心、脾、膀胱四经"。《本草经疏》认为其"为手太阴经正药，亦入手阳明、足太阳经"。《本草求真》认为其"入肺，兼入胃"。《本草再新》认为其"入肝、肺二经"。由上可见，葶苈子归经广泛，可以入肺经、大肠经、膀胱经、胃经、肝经等。其广泛的归经，有利于孙氏用作隔物灸立意时能对不同经脉起作用。至于其药效、药性，《神农本草经》载："葶苈，味辛，寒。主癥瘕、积聚、结气，饮食寒热，破坚。"《名医别录》曰："下膀胱水，腹留热气，皮间邪水上出，面目肿，身暴中风热痱痒，利小腹。"《本草经疏》曰："葶苈……为肺家正药，故仲景泻肺汤用之。亦入大肠、膀胱经。肺属金，主皮毛，膀胱属水，藏津液，肺气壅塞则膀胱与焉，譬之上窍闭则下窍不通，下窍不通，则水湿泛溢为喘满、为肿胀、为积聚，种种之病生矣。辛能散，苦能泄，大寒沉阴能下行逐水，故能疗《本经》所主诸病。"正是基于这些效用，孙氏取葶苈子的破滞开结、下气行水、消肿散结的功效治疗，如《千金要方·卷二十三·痔漏方·九漏》曰："葶苈子一合，豉一升，上二味，和捣，令极熟作饼子，如大钱，厚二分许，取一枚当疮孔上，作大艾炷如小指大，灸饼上，三炷一易，三饼九炷，隔三日，复一灸。"应用时，孙氏告诫"不可灸头疮，葶苈气入脑杀人"，也就是说，葶苈子药性下趋，泻下利水，破坚逐邪，隔葶苈子灸主要用于躯干部、下肢部等的肿疮、痔漏，尽量不要在头部施灸。因头部的痈肿毒疮，主要是风热外邪，或火热瘀毒，而非水湿壅结等。隔葶苈子灸后世历代医家虽亦有应用，但总体而言，应用还是偏少。受孙氏隔葶苈子灸之立意与用法之启迪，我们可以广泛应用于需要泻肺平喘，行水消肿之病症，例如痰涎壅肺，喘咳痰多，胸胁胀满，不得平卧，胸腹水肿，小便不利；肺源性心脏病水肿等。

9. 以商陆为代表的峻猛逐水立意的隔物灸

商陆，又名：苋陆（《易经》），马尾（《尔雅》），常蓼（《广雅》），其入脾、膀胱经。《雷公炮制药性解》曰："入脾、膀胱、小肠三经。"《本草纲目》曰："商陆其性下行，专于行水，与大戟、甘遂盖异性而同功。方家治肿满小便不利者，以亦根捣烂，入麝香三分，贴于脐心，以帛束之，得小便利即肿消。"可见，商陆的主要作用是逐水下行。《本经疏证》曰："李濒湖谓商陆沉降而阴，其性下行，专于治水，与大戟、甘遂异性同功也。夫所贵于治本经者，为能审名辨物，知其各有所宜耳。若商陆之功，不过与大戟、甘遂埒，则用大戟、甘遂已耳，又何取于商陆哉？夫大戟、甘遂味苦，商陆味辛，苦者取其降，辛者取其通，降者能行逆折横流之水，通者能行壅瘀停蓄之水，取义既殊，功用遂别，岂得以此况彼也。"鉴于商陆沉降而阴，其性下行，效专治水之性，孙氏将其用于峻猛治水之立意的隔物灸。

《千金翼方·卷二十四·疮痈下·鼠瘘》云："捣生商陆根作饼子如大钱，厚三分，贴漏上，以艾灸之，饼干热则易之，可灸三四炷艾，便瘥。"商陆其性苦寒，有毒，具有峻猛逐水、消肿祛湿、通利二便、解毒散结之作用。孙氏取适量的新鲜商陆根，捣烂制作成圆饼，放于患处，上置艾炷灸之，用于治疗瘰疬、喉痹及久治不愈、顽固难效之瘘管等。对颈瘘，孙氏取商陆隔物灸以解毒散结。孙氏其法，也得到了同时代的王焘《外台秘要》记载验证。可见唐代隔商陆灸法较为常用，对瘰疬、喉痹等痰浊壅滞，或水湿积聚之病症颇为有效。现代仍应加强此法的研究与应用。

10. 以苇管为代表的温通腔窍立意的隔物灸

隔苇管灸，又称苇管灸。是用苇管（也有用竹管的）作为灸器，插入耳内施灸的一种方法。孙思邈《千金翼方·卷二十六·针灸上·诸风》曰："以苇筒长五寸，以一头刺耳孔中，四畔以面密塞，勿令泄气，一头纳大豆一颗，并艾烧之令燃，灸七壮，瘥。患右灸左，患左灸右。"这既是较早使用施灸器具治疗耳病的记载，更是难得的温通腔窍法的示范性应用，具有诸窍宜通、宜温、宜开、宜宣等思想。孙氏以苇管为代表物的灸法，不但可调治耳病，更为一类温通腔窍法之代表，其立意深远。这种方法，可以激发头部经气，振奋阳气，疏通经脉，祛除外邪，活血化瘀，化痰息风，开窍醒脑，启开神智，清利咽喉，聪耳明目，畅达诸窍。因此，对改善诸腔窍之血液循环，消除炎症，调燮功能，以及促进脑代谢、脑平衡、脑苏醒等，都有重要的作用。因此，还可以治疗鼻病、眼病、咽喉病、脑病等腔窍诸疾。同时，这种方法，也是今之临床温筒灸的雏形。后世明代杨继洲的《针灸大成》，清代廖润鸿的《针灸集成》皆将孙氏苇管灸之隔物灸之奇法引入书中，促进了本法的推广及衍生应用。苇管灸，主要是基于耳与经络的联系，尤其是三阳经与耳及头部有极为密切的关系。手太阳小肠经、手少阳三焦经、足少阳胆经、手阳明大肠经等经脉的支脉、经别都入耳中；足阳明胃经、足太阳膀胱经则分别上耳前，至耳角。故《灵枢·口问》说："耳者，宗脉之聚也。"苇管灸将苇管灸器插入耳道，艾灸，并燃其纳入苇管中的富含油脂的黄豆，使其温热感迅速传入耳内、耳周，并通过耳的通路，向其他头部诸腔窍扩散与放大，起到了平常一般治疗方法所不及的温通效应。

结语

孙思邈的隔物灸，其有关灸材与隔物灸立意充分显示其智慧，丰富发展了《内经》及唐代以前的灸法的学术思想与具体用法。灸材掺药作为隔物灸的材料，扩大了艾灸材料学的内容及艾灸疗法的适应证和治疗范围，对于后世艾条灸、雷火针、太乙针等新的灸法的诞生之启发和影响巨大，基于此而更有了孙思邈创立的各种隔物灸新法面世以及唐代以后的隔物灸的新法涌现。孙氏十类隔物灸的学术立意，主要是以盐为代表物的温补肾阳立意，以泥为代表物的培土制水立意，以蒜为代表物的清热解毒立意，以发酵类豆豉为代表物的阴阳调和立意，以薤为代表物的理气宽胸立意，以麦面类植物面粉为代表的壮水消火立意，以附子为代表物的辛温大热类立意，以葶苈子为代表的破坚逐邪立意，以商陆为代表的峻猛逐水立意，以苇管为代表物的温通腔窍立意的诸类隔物灸。这些隔物灸的不同立意，不仅为我们提供了创立隔物灸的学术构思与方法技巧，更为我国灸法的丰富与发展作出了贡献。

八、艾灸抗衰老的临床探索

衰老与抗衰老的话题千年不衰，现如今讨论尤其热烈。提倡用自然疗法抗衰防老逐渐成为时尚。古今医家，对艾灸预防衰老、养生保健的方法推崇备至，也积累了丰富的经验。近十多年来的相关报道，屡屡见之，有个案总结，亦有实验研究成果，既包含临床体征观察，也包括实验室指标检测。艾灸后有淋巴细胞转化率、IgA 明显提高，有改变老年人头发锰、锌、铜、铁、钙含量的，有使老年人高于正常值的血小板聚集性降低到正常值以下的。以上研究初步显示了艾灸延缓衰老的良好效应。但同时存在一些问题，包括：观察视野有待拓展、施灸方法有待丰富、研究水平有待深化、施灸穴位有待优化、整体联系有待加强。因此有必要对抗衰防老研究战略进行思考、探讨。

（一）关于灸质灸量与抗衰效应的相关性

同为艾灸，但艾炷大小、施灸次数、时间多少、疗程长短，即不同灸量与其效应有无相关性，相关程度如何？有无最佳灸量？何为最佳灸量？不同年龄、性别、个体之间，其灸量有无特异性差异？如何把握最佳刺激量，这些都应在研究之列。

灸量之大小，从某种意义上来讲，与艾灸抗衰老效应及艾灸补泻的机理密切相关，如泻法要求灸量相对较大，补法灸量相对较小。《灵枢·背腧》云："以火补者，毋吹其火，须自灭也。以火泻者，疾吹其火，传其艾，须其火灭也。"《丹溪心法·拾遗杂论》说："灸法有补火泻火，若补火，艾焫至肉；若泻火，不要至肉，便扫除之。"

取艾灸抗衰防老的灸量是大是小，是补是泻，迄今鲜有人涉足研究，其"度"难揣。

文献显示有用造模方法观察不同灸质灸量对动物胃肠功能等指标的影响，但造模后实验动物与实验结果是否能代表正常动物及其生理特征？动物实验结果能否反映人体的生理病理状况，特别是能否反映老年人的生理病理状况或应用于延缓衰老方面，现今还缺少此类研究例证和报告，故还难以贸然定论。

《外台秘要》早已在临床实践中提出"衰老者少灸，盛壮肥实者多灸"，然而当今却少有研究、验证及应用。尽管也有皮温、血管通透性改变等散在报道，但基本上是对表面现象的观察及推论，未及相关的深层次的本质认识、规律总结、特有的科学量化指标。

灸质对灸法抗衰老效应的影响不容忽视。

灸质是指灸法选材的质地、种类。古代医家很讲究保健灸法的选材。

《针灸资生经·虚损》介绍说："有人年老而颜如童子者，盖每岁以鼠粪灸脐中一壮故也。"可见古人保健灸取材不仅是艾绒，还可用不同灸质的灸材，如前述之鼠粪，乃中药"五灵脂"之属，活血化瘀、温通经脉而奏抗衰老之效。

古代医家按灸质的不同，把灸法又分为若干类，如间接灸、隔盐灸、隔蒜灸、药饼灸等，这些不同灸质（灸材）应用于保健灸，其疗效自然各不相同，单用或与艾灸结合使用孰优孰劣，亟待研究、评估。

目前已有尝试将其他灸法用于本领域的报道，但其研究和应用的深度、广度均有待提高，特别是在不同灸质抗衰老的纵向深入研究和横向比较研究方面更待加强。

随着科学技术发展突飞猛进，新技术、新材料、新方法不断在针灸学科中推广、应用，声、光、热、电、磁、核等新的"灸法"已经或即将逐步成为灸法抗衰防老研究领域中不可缺少的重要方法，与新的"灸质"相应的"灸量"的概念及其量化指标、临床应用等都要研究，以使传统保健灸的概念扩充、外延，方法丰富多样。

（二）关于施灸时间与生物节律的趋同性

任何生物都存在着生命节律，节律是生命的基本特征。恩格斯在《反杜林论》中指出，"一切存在的基本形式是空间和时间。"也就是说"物质运动和时空是不可分割的统一体"。进入老年前期或老年期以后，人体生物学代谢途径中的诸多方面，如循环、血液、神经冲动递质的释放及反馈性调节、生理活动的日夜节律、心电图及脑电图的波形变化等，都与中、青年有不同程度的差异，甚至截然不同，即生理（生命）节律发生了衰老性改变，它对个体而言，其表现各异，似乎无法预测这种因衰老而变化的生命活动。

然而，就群体而言，老年衰老所致的生理节律的改变，却有其自身的不同于中、青年人的特点，有其独有的各种生理特征及生物指标的函数值。从此意义上讲，在衰老个体生命活动的矛盾运动中，亦是偶然性与必然性的统一，透过个体偶然现象能看到必然性之变化本质，正确认识老年人生命活动中偶然性与必然性的对立统一关系，就能正确地把握艾灸施灸的最佳时间，主动积极地适应、调节乃至改变其不同个体的生理节律，不但在观察、研究衰老进程中生物钟运转和对机体衰老状况预测的认识论的基础上，而且在用以艾灸为主的灸法来实现人工控制生物钟运转、控制衰老速度、控制与衰老有关的疾病的发生发展的实践论的基础上，为老年医学及抗衰老或保健预防医学作出贡献。

正如前述，衰老个体千变万化，极端复杂，生理节律具有偶然性变化的特点，并与多种因素如精神状态、意识活动、生活方式、居住环境、体质状况、疾病有无等有关，这些在衰老过程中生命活动的偶然性也极具价值，它是认识、研究、把握衰老生理节律必然性的丰富源泉。总之，要通过衰老过程生理节律的偶然现象和必然规律的认识，为艾灸抗衰防老提供时间生物学方面的依据。

目前研究结果表明，老年机体内源性节律的特征与青壮年不同，提示老年节律系统发生了改变。

1. 有自行运转的节律周期性改变

（1）昼夜节律

老年人体温周期较青年人明显缩短，显示其昼夜变化的体温节律控制随年龄而改变。

（2）年节律

老年人在固定条件下的 T 淋巴细胞增殖反应节律变化幅度下降，且与年、月份有关。

2. 体内节律非同步变化

人体有随年龄而发生的体内节律非同步变化，主要体现在体温及水、钾、钠、氯的排泄方面，自由运转情况下的"睡眠－唤醒"和体温节律分离现象。年龄对昼夜节律、季节节律有影响，如生长激素晚间高峰阙如或幅度降低，去氢表雄醇和氢化可的松的值发生相位前移等。

艾灸抗衰老，就要根据老年人的生理节律变化情况，侧重艾灸时间及灸量的选择，与其生理节律顺随、趋同，以调节其节律的涨落、起伏，促使其衰老的生理节律改变趋势，并向正常节律方面调整。

主要思路有：

其一，日灸有时。《内经》将一日分为四时，如"朝则为春……人气始生；日中为夏……人气长；日入为秋……人气始衰；夜半为冬……人气入脏"。大量的临床研究资料表明，老年人以阳虚血瘀为主，故应顺应人体"人气（阳气）"一日中生、长、衰、入之特点，以上午、中午灸治为佳，以温通经脉，助阳生长。老年病多呈现出"旦慧、昼安、夕加、夜甚"的时辰节律性特点。对老年同时罹患诸疾者，用艾灸却病延年，多选择下午及夜晚施灸，以助正气抵御邪气。

其二，月灸有时。月相每月都有月廓空、月始生、月满、月始虚等不同的相位变化。要注意"月生无泻，月满无补，月郭空无治"的原则，月虚时艾灸多用补法（火力小而均匀，勿吹其火），月满时多用泻法（火力宜大而猛烈，疾吹其火）。

其三，年灸有时。一年四季，春夏秋冬，春夏阳气升发，秋冬阳气敛藏，

"天人相应"。艾灸防衰保健就要春夏养阳，灸阳经穴位为主，适当多灸；秋冬养阴，灸阴经穴位为主，适当少灸。不同年龄，灸之有别。宋代窦材概括曰："五十，可二年一灸脐下三百壮；六十，可一年一灸脐下三百壮，令人长生不老。"

其四，按脏气法时而择灸。"五脏应四时"，肝主春，心主夏，脾主长夏，肺主秋，肾主冬。辨别脏器（功能与结构）衰老主次，在不同季节有针对性地择其春、夏、秋、冬四时分别调治肝、心、脾、肺、肾。

例如按生化特点而择灸，即属于按脏气法时而择灸之法。以老年人为例，其生长激素低下是衰老过程中伴随的一个现象，而生长激素以夜间分泌为主，故其分泌低下者，应在夜晚灸治为主。皮质醇在上午8时分泌最多，故其病者，应在此时施灸等。此外，老年人病理节律、症状节律、相应的治疗节律等，均各具特征，艾灸治疗，皆要兼顾，以提高疗效。而目前艾灸抗衰老研究，无论是在衰老生理节律改变的认识方面，还是在顺应衰老生理（病理）节律的治疗方面，皆有空缺，亟待加强此类研究。

（三）关于施灸穴位的固定性与其作用的特异性

艾灸抗衰老研究，在施灸的穴位选用方面目前大体上分为两类：一是固定穴位组方施灸；二是辨证取穴施灸。其作用大小如何，尚无从比较。

古代医家以灸法保健所用的穴位主要有：任脉的神阙、气海、关元、中极；督脉的命门、大椎；膀胱经的膏肓、肾俞、志室；胃经的足三里、上巨虚、下巨虚；脾经的三阴交；肾经的太溪、照海、复溜等。

近几十年来艾灸抗衰老的临床实践证明，上述穴位是有效的、可行的，取其一穴至数穴作为固定处方施灸，也便于治疗和进行疗效总结。辨证取穴施灸也是中医理论的精华。

问题在于以下几方面：

1. 固定处方取穴抗衰老问题

古人应用的固定处方取穴或常用穴位，是否即为抗衰老的施灸的最佳穴位？单穴、双穴、多穴，其效应有无区别，诸穴配伍施灸是协同效应还是拮抗效应？艾灸抗衰老穴位较多，其组合、配伍时，何穴为君（主），何穴为臣（辅）？哪几穴应为首选、优选？对不同性别、年龄、体质、症状者，穴位是否还要一致？穴位组方在季节上是否要因时而异？每个穴位对施灸方法、刺激量等有无特殊要求，如有，则应为何？固定处方宜一经多穴还是多经多穴？头身、手足、阴阳经脉之穴位如何搭配（配穴）？等等。

2. 辨证施灸抗衰老问题

因老年人衰老呈渐进性、缓慢性、多脏器性，无"证"或少"证"可辨（"潜证"），或处处是"证"无从下手，此时该如何辨证施灸？老年人往往多兼夹诸证，本虚标实，如气虚痰阻、气虚血瘀、阳虚血瘀、脾肾亏虚、水湿内停等，施灸时标本缓急如何把握？其本或其标，在具体临床操作上有无客观、明确、科学、公认的标准？针对各衰老个体或所伴之不同病证，其辨证施灸有无区别与联系？对明确之老年病，如何将辨证施灸与辨病施灸相结合？面对不同年龄阶段、时间季节及局部与整体等，辨证施灸的穴位组方有何差异与联系？根据近部取穴、远道取穴、局部取穴的处方原则和本经配穴、上下配穴、左右配穴、前后配穴等配穴原则，何为该法的最佳或优选穴位及处方原则？标本、根结部位、特定穴位应用等有无科学的具体要求？固定处方与辨证施灸抗衰老其疗效有无差别，差别的大小指标等，皆为空白。

3. 不同处方取穴抗衰老的机理问题

无论是不加辨证固定处方施灸还是辨证取穴施灸的抗衰老，其效应是各配伍组方的整体效应还是各选取穴位的特异性作用的叠加，即上述两种取穴处方的作用机制问题，迄今尚未有人研究。而该问题又是必须加以研究解决的，否则艾灸抗衰老在穴位及处方方面就带有很大的盲目性，这也势必会影响艾灸抗衰老的功效。

（四）艾灸保健抗衰处方取穴程式化思考

自古至今，艾灸抗衰老方面的腧穴应用及处方选择基本上未做较大的变动，这主要是在本领域的研究中囿于古代科学技术和思辨的认知模式的传统沿袭。

千百年来，艾灸保健穴位及处方应用形成了较为固定的程式，这是由于人们对其认识途径、认识手段和疗效评价标准在各个历史时期基本一致，它既受科技水平、医疗水平及世界观的影响、支配，又体现了历代医家这方面的研究水平和思维方式的局限。

古人在缺乏科学实验的条件下，主要凭借艾灸对老年人施灸后的具体症状改善之观察手段，通过历代医家的个案积累，通过思辨的方法获得了一个又一个艾灸抗衰老的穴位作用的认识，通过感性直观和简单的逻辑推理，从整体上对艾灸施治穴位、处方的应用等做出鸟瞰式的描述，对其认识局限在感官所及的范围内，停留在施灸后衰老症状或老年性疾病症状改善这一现象变化的表面上。

因此，在穴位及处方的选择及作用方面，多是几个、几十个，甚至上百个穴位的笼统的概述和粗浅描述，其中还包括较多的主观猜测和臆断。这种认知的思辨性模式在今天的艾灸抗衰老的临床和实验研究中，基本上还未有根本性的突破，既要拘泥于前人经验，又要在感性认识的基础上增加新的理性思维成分。

同时，在研究时往往把老年个体与穴位、处方孤立起来，要么只看具体穴位或处方的作用而撇开各个独具生理特点的衰老对象。

艾灸保健抗衰处方取穴程式化，要么只以具体衰老个体为考察要素，忽略穴位、处方筛选；或者强调经络及机体的有机联系，忽略穴位的特异性，故而不加选择地堆砌穴位；或者强调各个腧穴的特异性，撇开穴位及经脉之间的有机联系，固定于某一或某几穴；更忽略衰老变化的动态性和每个衰老对象的特殊性，片面、静止地研究艾灸抗衰老的穴位、处方，后者正如恩格斯批评的"把自然界的事物和过程孤立起来，撇开广泛的总联系去进行考察，因此就不是把它们看作运动的东西，而是看作静止的东西；不是看作本质上变化着的东西，而是看作永恒不变的东西；不是看作活的东西，而是看作死的东西"。

九、澄江学派艾灸学术特色

长期以来，本人作为澄江学派传承人，注重传承并创新澄江学派艾灸学术。数十年来，十分重视艾灸应用，并借助不同级别较多的艾灸方面的研究课题，从而积累了较丰富的艾灸临床经验与艾灸科研成果，从中产生了一定的艾灸临床应用方面的学术思想，进而再通过广泛的艾灸实践，使艾灸临床学术思想更趋丰富与完善。现述要如下。

（一）重临证"精准灸疗"

澄江学派作为针灸学科的重要学派，其创始人承淡安先生就为该学派注入了"敢于实践、勇于创新、不畏艰辛"的学派发展灵魂。中国现代针灸学界大师、澄江学派重要学者，我的博士生导师邱茂良教授，更是多次反复强调"针灸学的发展不能故步自封、停滞不前，要进行科学研究"。

在研究针灸医学史时应注意并引入历史研究的新方法、新手段，以使针灸医学史更真实地呈现。针灸医学的发展过程虽有自身内在规律，但并非不受或很少受到社会主观因素的影响发展，事实上，从某种程度讲，针灸医学的发展更容易受社会因素影响，这种情况在灸法发展过程中表现得尤为明显。因此，研究灸法发展历史过程中应引入社会学历史发展研究方法及观点。据此研究方法，灸法发展与社会发展密切相关。进入 21 世纪以来，随着我国政府将"健康社会"发展纳入国家发展规划，灸法即将迎来第二个发展高峰，这个高峰是建立在现代科技基础上的，充分利用"互联网＋"的平台，贯穿了"产、学、研"多个环节，有"精准灸疗"的概念。

"精准灸疗"有以下几个特点：

1. 在针灸"医、研、产"链中"医"方面的特点

中医学临床主要基于医生个体医疗经验（跟师学徒）和群体医疗经验（教材和典籍），而西医学的教学主要基于循证医学的证据（专家共识与指南）。中医学的特殊性决定了两种方式要相互结合，才能最终形成"精准"方案。这体现了中医学个体性和共性相结合的思维模式。将"证"与"病"两个方面作为"精准灸疗"的临床重点，探索与设立精准的艾灸灸方、灸时、灸程等针对诸种不同疾病治疗之需。特别需要指出的是，将原先一般性灸法，逐步发展应用到辨证施灸与辨病施灸，以及二者的结合，将"精准灸疗"赋予实际内涵。

2. 在针灸"产、学、研"链中"研"方面的特点

针灸科研工作者将更广泛的多学科进行融合,引入更多的先进研究方法,从基础到临床进行系列可持续性研究,尤其是针对国人的健康状态与疾病不同阶段的生物样本进行采样保存与转化研发,形成对临床"精准灸疗"方案的可持续性支持。此方面,本人主持研究的中国中医科学院第三批中医优势病种临床研究项目"辨证施灸对高脂血症调脂作用临床研究"具有代表性。此种研究成果,已被大众与艾灸从业者所接受与采用。一些艾灸保健与应用单位,以此在促进大众健康的同时,还产生了良好的社会效益与经济效益。

3. 在针灸"产、学、研"链中"产"方面的特点

针灸产业工作者将在"互联网+"平台上,利用大数据和云计算的优势,紧密联系针灸医疗与科研工作者,针对不同群体的健康与疾病治疗需求提供对研发更有针对性的"精准灸疗"产品。本人作为中国民族医药学会艾灸分会会长,多次在学会召开的"艾灸+互联网"学术大会上,提出"艾灸因网更火红""艾灸产学研之道因网更宽广"等学术主张,并就相关学术问题做报告,特别以推动艾灸"产、学、研"链中"产"环节为先导。

(二)倡灸疗"温效十法"

由于温热刺激是灸法取效的本质,故目前临床关于灸法的运用仍有一些争论,如辨证为阴虚证型、阴虚体质或热证是否忌灸?如果用灸法,其理论和方法是什么?这些争论在一定程度上限制了灸法的发展与推广。

通过对中医基础理论与中医治疗学的反复学习,特别是受《医学心悟》"论病之情,则以寒、热、虚、实、表、里、阴、阳八字统之;而论病之方,则又以汗、和、下、消、吐、清、温、补八法尽之"之论启发,结合自身长期一线的临床艾灸实践经验总结,提出了灸疗"温效十法"——温通法、温经法、温润法、温升法、温降法、温散法、温化法、温御法、温固法、温补法。

1. 温通法

温热刺激作用于特定穴位，治疗各种气血壅滞，气血不畅病症。

2. 温经法

治疗寒凝经脉而有寒凉、冷战、疼痛、拘挛、收缩、苍白等症状。

3. 温润法

治疗阴虚而无严重内热，以及燥性病证如干燥综合征等。

4. 温升法

治疗中气不足，内脏下陷，或清阳不升，清浊相混，或病延脉虚，经脉陷下等。

5. 温降法

治疗肺气上逆之咳嗽、气喘、咯血、鼻衄；肝气上逆之胁胀、头晕、目眩；胃气上逆之呕吐、呃逆、嗳气、泛酸、呕血等。

6. 温散法

功效：散风、散寒、散湿。

7. 温化法

治疗结聚之证，如瘰疬、瘕聚、痰核、肿块、血肿、结节等病理产物及相关病证。

8. 温御法

治疗体虚易于感冒，或太阳中风证，或过敏性鼻炎，皮肤因受风或感寒而瘙痒等。

9. 温固法

功效：固摄、固收、固涩等。

10. 温补法

治疗机体虚弱，气、血、阴、阳不足。

上述灸治"温效十法"不同于中医方药治疗，不具有内服药物直接纠正机体阴阳失衡病理状态的特征，因此正确运用灸治"温效十法"关键在于正确选择刺激穴位（部位）及灸法操作手段。如针对肾阴不足造成的阴虚咳嗽，在穴位选取上应以肾经腧穴为主，特别是以"五输穴"的"输穴"——太溪穴为君穴，应用梨皮或一些具有甘润或咸润药物制成的药饼置于穴位上，形成隔物灸；同时取艾灸的材质为陈年艾条，因刚下艾叶比较燥热，温润法时艾灸取其性而不取其气，因此，陈艾加之隔物及穴位三者恰当运用，可获得良好疗效。

（三）强特色"辨证施灸"

在临床上，"理、法、穴、术"的正确辨识是灸法取得疗效的关键因素，而灸术的正确操作则是关键中的关键。由于灸术刺激的作用对象是形体和内在气血各具特征的不同个体，因年龄、性别差异，加之个体耐受灸法温热刺激量的敏感程度和治疗要求迥异，因此强调灸术操作应注意温热刺激量把握，通过学习与实践提出，灸热刺激量把握应遵循"形、时、穴"三原则。

1. 灸热刺激量与形体气血

《类经图翼》指出"必因其形而取之，方得其当"。我们在传承古人经验的基础上，针对体型肥胖或脉象呈现"气涩以迟"的体型高大者，在艾灸操作中非"重灸、急灸不能达其所、去其涩、催其气而达其效"，因此灸法操作时强调使用大艾炷急火快灸或温和悬灸火力集中，患者能在短时间内感到灼热难忍，甚至艾灸区域出现轻度灼伤；但对体质清瘦或老年形气已衰者，若仍按体质强壮者的重急灸方案则易耗气损血，故灸治操作时非"轻灸、缓灸方能补其气而达其效"，强调长时间施灸，把艾灸分散的刺激量叠加起来，使温热感缓慢获得，由量变到质变，方可达到良好疗效。在近年来专门涉及灸量的研究中，部分临床试验证实：对体质较弱患者随着艾灸时间延长，其效果愈加明显，即艾灸疗效的发挥需要一定灸量的积累，一旦达到这个量，效果就会比较明显。

2. 灸热刺激量因"时"而定

要注重时间医学思想在灸法中的应用。中医"三因制宜"中的"因时制宜"对灸法刺激量确定有很大影响，我们主张灸法温热刺激量因四时而有别。在基于《难经·七十难》"春夏者，阳气在上，人气亦在上，故当浅取之；秋冬者，阳气在下，人气亦在下，故当深取之"论述基础上，结合临床实践经验，指出春夏季节，自然界的阳气向上，机体阳气也趋浮，故灸法温热刺激量之温度宜低，时间宜短，刺激量要小；而春夏再作比较，春温夏热，夏季阳气更加浮浅，故夏季艾灸温热刺激量较之春季更为小中之小。秋冬季节，自然界的阳气向下，人体阳气也趋沉，故艾灸温热刺激量宜温度偏高，操作刺激时间宜长，刺激量要大；秋冬再作比较，秋凉而冬寒，冬季阳气更加趋沉，故冬季灸热刺激量较之秋季为大中之大。

除"季节不同，治疗方案有异"的传统因时制宜内涵外，更应有一个"因疾病不同阶段及机体不同时态"的新"因时制宜"思想。在患者疾病处于实证阶段时，强调灸时"急吹其火"，以大热强刺激为泻法；而疾病处于虚证阶段时则"不吹其火"，以慢灸浅热弱刺激为补法。当疾病处于热证时，只要患者体温不超过39℃，一般可用艾灸温热刺激，以达到以热泻热，以热引热，以热发热，以热调热的效果，此时的灸法刺激量需因人而异，对于实证发热灸治，热刺激要小要少，对于虚证发热的灸治刺激宜慢慢提量，因虚不受补。此外，对一些特殊病证，如痛点多发的强直性脊柱炎，在强直明显时的疾病状态点上，灸治刺激量应注意三个原则：一是重灸，二是循经三线灸（督脉及膀胱经两条侧线同时灸），三是特殊灸。并提出重灸需考虑刺激部位不同、刺激量不同，即上风、中气、下湿，包括上清艾绒单纯温热刺激，中加行气理气止痛药物隔灸刺激（隔姜灸），下加温肾通络、祛风湿药隔物灸刺激（隔附子饼灸），以期达到最佳治疗效果。

3. 灸热刺激之方略

正确的腧穴选取是疗效获得的保证之一。一般而言，多根据澄江学派"新病取其末""动则求其远""急则用其根"的理论。在疾病处于早期、急性期或新生疾病时易选取四肢部远端腧穴，而在疾病处于稳定期或慢性长期疾病时，则"缓用其结""静则求其近"选穴多以胸、胁、背部腧穴为主。此外，在灸治刺激部位选择方面，宜根据疾病变化，如果上热下寒，则上少用灸，下多用灸；反之，上多灸，下少灸。如为寒热错杂，内外失调，这种情况下就要在辨证上下功夫，不可固定一个成方，要因人、因时、因地而异。

在灸治操作刺激上，则因腧穴部位的不同，其穴性不同，接受灸治温热刺激量的差异很大，临床更需区别而用之。如位于四肢肘膝关节以下十二经脉的五输穴、下合穴等腧穴因具有经气始生始发特性，是十二经脉之根，按神经反射学说，该部位大脑皮层所占位置比例较大，对刺激感有放大作用，即与刺激量的大小呈趋同性，具有"愈远愈大""愈远愈广"的穴性，因此在运用这些穴位进行温热灸治刺激时多遵循"火要小要少"原则，单穴灸治刺激时间较短，一般不超过 5 分钟；而运用在胸、胁、背部腧穴属于"根结"中"结"特性的腧穴时，习惯单次长时间缓灸，单穴灸治刺激一般不少于 10 分钟，且治疗疗程较长，从而保证刺激量由小到大，治疗时间由短到长以逐步提高刺激量。

（四）施特色"保健灸法"

推动艾灸第二次发展高峰到来的一个很重要因素就是群众对自身健康与高水平生活质量的追求。20 世纪 90 年代开始，科研人员就运用先进的科研方法，探索艾灸在亚健康状态及老年群体中的治疗机制，并主持了"艾灸对血液净化作用的研究"。通过大量实验室及临床研究观察，初步阐释了艾灸抗衰老及调节机体亚健康状态的机制，如发现艾灸可调整机体微量元素含量，尤其是提高老年人机体免疫功能，影响体内自由基代谢，降低血脂、血液尿素氮、肌酐含量，改善血液流变学性质等；并在 1994 年提出老年人衰老本质：主要是以阳虚为本，尤以肾阳虚衰为主，瘀血内阻为标。这些研究成果为进一步在养生保健领域推广运用艾灸疗法提供了有利证据，并因此获得了江苏省科技进步奖一等奖。

保健灸能延年益寿，有防病保健的作用，尤其瘢痕灸足三里穴，因能调动人体免疫功能而可以延年益寿受到古代医家追捧，如"若要身体安，三里水不干"等。但因瘢痕灸是人为制造一个伤口，故现在很少进行瘢痕灸。因此，探索新时代下可应用的保健灸成为时代需求，我们在中医整体观思想指导下，从《素问·上古天真论》中吸取灵感，提出特色保健灸——节气灸，其核心思想包括以下几点。

1. 艾灸保健时间应根据保健需求或个体亚健康态进行精准选择

如需"升阳"，可选择上午太阳渐升时进行，此时人体阳气与自然界阳气同步生长，易于扶持人体正气而起补益之效。如需"化阴、助眠"易选择下午或晚间进行，可以改善睡眠、改善血液循环、加强化湿作用，使保健效果更好。

2. 冬至、秋分、春分等节气时段灸

冬至补阳可以预防鼻炎、哮喘、过敏性皮炎等春季常见病，可用太乙神针灸太溪穴补阳气，并配合耳部按摩温经通络；秋分、春分灸可预防和缓解冬季与夏季常见病，因此秋分补阳可艾灸关元穴，春分补阳可艾灸气海穴，以顺应阳气初发。

3. 建议常年隔盐温和悬灸神阙穴

常年隔盐灸和对神阙穴施灸，可以有效地补益元气、强身健体；一般情况下缓灸，疲劳或微恙时酌予多灸。

4. 每穴每次施灸时间以适宜为度

每穴每次艾灸的时间可以控制在 10 ~ 20 分钟。作为保健灸，基本是处于无病而调，未病先防阶段，故施灸的时间不一定要特别长，施灸的灸量也不一定要太大。每次灸至身体感觉舒适或有微微汗出之感即可起效。

本人认为，灸法的临床应用一直是澄江学派所关注的重点研究方向之一。应将其应用不断拓展，其方向不断延伸。

十、艾灸调脂时效关系要素的"基""面""量""线"

从中医学角度讲，艾灸调脂与灸时相关的主要机理是什么呢？传统中医学并没有高脂血症的病名，根据其病理性质，中医学认为其多归于痰浊、瘀血等范畴。认为其根本病机为肝、脾、肾三脏功能失调，从而肝失疏泄、脾失健运、肾失温煦而出现痰浊等脂质在体内潴留。患者多表现为头晕、乏力、倦怠、肥胖、肢体麻木等痰瘀为患的症状。对于痰浊病的治疗，早在《金匮要略》中张仲景即提出了"病痰饮者，当以温药和之"的治疗法则，从此温化痰饮即成为痰饮病的治疗大法。又因本病中年以后发病率激增，与人体阳气渐衰，脏腑功能低下关系密切。艾的生温熟热之性决定了其在温化痰饮、温运血行、温煦脏腑功能方面具有不可比拟的优势。只有脏腑功能提高了，脾胃才可以健运，多余的水湿痰浊才会被代谢出去。因此，用艾灸调脂，不仅符合高脂血症发病机理，更与高脂血症的病理产物——痰瘀相契合。这种痰瘀互结的高脂血症，一般持续时间长，与脏腑相关因素多，其症状又较隐匿。因此，从病因病机角度及调治需要来看，都需要较长时间的艾灸疗程。其"温药"与"温灸"和之，以时生效，以时积效，以时聚量，以时调整。加之其病机以脏腑失调或亏虚为本，其艾灸调治时间与疗程需要更长。所以，艾灸对于高脂血症病理因素的温化、温通、温行作用，可以集中以艾灸"温煦"以"和"脏腑以概之。

（一）艾灸调脂量效关系

任何一种疗法起效都需要一个治疗量的积累。有关灸时灸量与灸效的关系描述古已有之，如古人将艾炷分为大、中、小三种不同类型，并强调不同体质及感邪类型使用不同数量的艾炷。文献研究也表明，灸要产生疗效，必须有一定灸量的积累，灸量积累到一定程度时易产生灸感，然后产生灸效。既然不同时程、不同刺激量所产生的效应不同，那寻找最佳的时程点，就显得非常重要。

恰当时程是艾灸调脂的效应关键。通过本研究结果可以初步看出，艾灸治疗前后血脂指标包括总胆固醇、甘油三酯和低密度脂蛋白胆固醇均有下降，说明艾灸对血脂各指标具有良性调节作用。观察不同时程干预发现，10分钟组与30分钟组在降低总胆固醇和低密度脂蛋白胆固醇方面差异显著，同时10分钟组、20分钟组及30分钟组治疗前后血脂差值的均数呈递增排列，即在一定范围内，艾灸时间延长，血脂值下降程度趋显，说明机体对血脂调节能力随艾灸时间延长而增加，其相应的调脂作用也提高。艾灸对高脂血症的调节不仅表现为对血脂指标的调节，空腹血糖也会随之下降。可见，艾灸对高脂血症血脂水平的调节，是一个综合调理的结果。

综上所述，艾灸在高脂血症的调治方面有效、安全。在相同条件下，艾灸时间越长，其对血脂指标的调节效果越好，所以在条件允许的情况下，可以适当延长艾灸时间，这样更有利于艾灸疗效的发挥。

（二）艾灸调脂临床体会

1. 用辨证施灸方法调脂效果更好

中医的最大特点和优势即为整体观念和辨证论治。只有将二者很好地结合应用，才能最大限度发挥中医优势。在对高脂血症发病原因的认识上，不仅认识到其饮食不节、过食肥甘等外在原因，更要从整体角度探寻其各脏腑功能状态，发掘其阳气不足，脏腑功能失调的内在发病原因，只有从整体上把握了疾病发病根本机理，才能有效治疗。而在治疗上，虽然其病理产物总属痰瘀，但每个人的情况又各不相同，其所表现的痰瘀程度各有侧重，病情的寒热虚实又互有差异，因此，虽然整个疾病的性质相同，也要根据每个患者的具体情况进行辨证，从而更有针对性地选穴治疗，提高疗效。通过对临床症状的观察、辨析，可以进一步确认高脂血症的病因及客观存在的证候类型，从中医八纲的角度出发，对其根本病机进行辨别，辨清肝、脾、肾三脏功能在疾病发生、发展过程中变化的实质，从而有针对性地对整个机体的功能状态进行调治。辨证论治可根据本虚标实的复杂病理特点，达到标本兼治，调补兼施的目的，最大限度发挥中医治疗疾病的特色和优势。

2. 正确的艾灸处方用穴可提高调治效果

艾灸调治高脂血症，其处方选穴要体现辨证取穴特点。既要选取公认有降脂效果的穴位，更要选取针对本病症病理特点与发病机制的相关腧穴。主要选取足三里、神阙、三阴交等，同时，根据相关证型及年龄、基础疾病有所变化，这样效果才能得以保证。在灸量方面，主要是艾灸时间与疗程方面，根据高血脂指标与分类的不同，以及是否伴有其他慢性疾病等情况，予以确定。

3. 确定灸量要素的"一基""二面""三量""四线"

根据本人长期临床对于高脂血症的施调经验，一般建议灸量要基于"一基""二面""三量""四线"来确定。

（1）所谓"一基"，是指高脂血症者体质评估之基础

确定艾灸调治高脂血症的灸量要素，要评估患者体质与健康总体情况。对于青壮年、基础疾病少、并发症少、机体易于产生灸感或易于艾灸温热激发的患者，灸量偏激烈，每次艾灸总时间多选30分钟为宜，灸程选中等或略短，选1～3个月的疗程。对于老弱者，因其基础疾病多、并发症多、机体不易产生灸感的患者，灸量偏于柔和，每次艾灸总时间多选30～60分钟为宜，灸程较长，选3～6个月的疗程。

（2）所谓"二面"，是指高血脂情况的基本面

即一是西医降脂使用面；二是高血脂的分类的综合面，即为是单项血脂高，还是多项升高。大凡西医降脂药屡服，且疗效不佳，或指标屡降屡升的高脂血症患者，多在灸量方面要足，疗程要长，每次艾灸总时间多选30～60分钟为宜，灸程较长，选3～6个月的疗程，甚至更长。否则，每次艾灸总时间多选20～30分钟为宜，灸程选中等或略短，选1～3个月的疗程。大凡血脂单项升高，灸量一般，每次艾灸总时间多选20～30分钟为宜，灸程选中等或略短，选1～3个月的疗程。对于2项或全部血脂升高的患者，多在灸量方面要足，疗程要长，每次艾灸总时间多选30～60分钟为宜，灸程较长，选3～6个月的疗程，甚至更长。

（3）所谓"三量"，是指血脂升高超过正常值范围的一倍量、二倍量、三倍量数值与其相应的艾灸施调灸量

大凡血脂量越高，艾灸灸量越大，疗程要长。凡血脂升高一倍以上，则每次艾灸总时间多选 30 分钟为宜，灸程较长，选 3 个月的疗程；凡血脂升高二倍以上，则每次艾灸总时间多选 45 分钟以上为宜，灸程较长，选 3 ～ 5 个月的疗程；凡血脂升高三倍以上，则每次艾灸总时间多选 60 分钟为宜，灸程较长，选 6 个月的疗程，甚至更长。

（4）所谓"四线"，是指高脂血症患者施灸时的血压线、体重线、病程线、性别线

"血压线"，是指伴随血脂增高的高血压情况；"体重线"，是指伴随血脂增高的体重情况；"性别线"，是指血脂增高的性别情况；"病程线"，是指血脂增高的病史情况。大凡高脂血症患者有高血压病、体重超重、病程长、男性者，或上述有 2 ～ 3 项者，艾灸灸量要较大，则每次艾灸总时间多选 30 ～ 60 分钟，甚至更长，疗程选择 3 ～ 6 个月；大凡不伴有上述情况，或虽伴有，但在 2 项以下者，则灸量较小，每次艾灸总时间多选 30 分钟为宜，灸程选 3 个月的疗程。

通过以上艾灸对高脂血症者辨证选穴组方，及依据"一基""二面""三量""四线"确定调节灸量灸程等方法，可以有效地降低高脂血症者的血脂指标，并可对相关并发症起到同时调整作用，标本兼治。

十一、高脂血症"温灸和之"临证实践

高脂血症发病率及对人体的危害逐年攀升，人们已经认识到脂质代谢紊乱是动脉粥样硬化与冠心病最重要的危险因素。但目前的治疗还不能令人满意。西医化学降脂药物可以暂时有效控制血脂，但需长期服用。而长期应用的毒副作用使人望而生畏，甚至产生严重的后果。中草药应用越来越广，而长期应用价格昂贵且对血脂水平很难稳定控制，加上近年来不断见诸报端的所谓"中药副作用"字眼，也让高脂血症患者对长期服用中药降脂产生一些疑虑。

基于上述情况，我们在临床及科研中不断探索和实践艾灸对高脂血症调治的干预手段。

艾灸，数千年来被无数先贤奉为养生保健的重要手段，在很多疑难杂症治疗方面具有举足轻重的作用。我们通过数十年临床研究，发现其对高脂血症具有独特的降脂疗效优势与整体调整优势。

高脂血症发病有何病理特征？采用中医治疗八法中的何种治法为宜？这既关系到中医对高脂血症的立法施治，也关系到临床疗效与治疗手段的应用。

我们经过长期对高脂血症的病因与病理研究，特别是通过临床实践认识到，对于高脂血症，当以"温灸和之"立法立治。

现从以下几个方面展开论述。

（一）痰饮为病的高脂血症病机要求"温灸和之"

"高脂血症"病名，传统中医多将其归为"脂""膏"范畴。中医古籍中的"脂""膏"与西医学的"脂质"颇为相似，均为水谷津液不能正常运化，蓄积而成的病理产物。

高脂血症的成因，离不开外因和内因。外因主要是饮食不节，过食肥腻，长期伏案，缺乏运动；内因主要是忧思伤脾、积郁伤肝、久劳伤肾，导致脾失健运、肝失疏泄，最终导致肝、脾、肾功能失调，代谢失常。在内外因综合作用下，人体摄入的水谷精微不能正常运化和排泄，不能变为人体所需要的气血津液濡养周身，反而聚为痰浊瘀滞成为高脂血症。即脾虚水湿失运而积聚成痰；肝郁气滞，风木克土，有碍脾运，化生水湿；肾气不足，气化不利，水湿无以排出。此三者共同为因，致使痰湿成脂积于血液为病。可见痰浊作为一个致病因素，始终贯穿于高脂血症发病过程中，并且影响着病情的发展与转归。所以高脂血症的治疗必须从痰入手，蠲化痰浊，才能从根本上进行调治。

立法立治"温灸和之"，则脾因温而健运，肝因温而气行，肾因温而气化。其"健运""气行""气化"，皆有利于体内的痰湿可化、可利、可行、可祛，使高脂血症可治。

（二）痰饮为病的高脂血症病性要求"温灸和之"

张仲景在《金匮要略·痰饮咳嗽病脉证并治》中提出："病痰饮者，当以温药和之。"自东汉至今，其法便成为痰饮病治疗大法。痰饮之所以需用温性的药物或方法来调治，是由高脂血症病理属性的以下几个方面决定的。

1. 高脂血症病理因素之位，主要是在血液之中

痰湿内聚于血液，有碍血行，出现瘀滞病理与表现。而血液一旦呈现浓、稠、聚、凝之特点，则使痰湿与瘀滞互结，病理因素更显，病症更重。血得寒则凝，得温则行。只有得温得行，才有助于与痰湿互结的瘀血得以化散，也有助于高脂血症的祛除。故以温立法立治就显得十分重要。

2. 高脂血症病理因素之标，主要是痰湿积聚为患

痰为湿邪所化，故痰湿皆为阴邪，重浊黏滞，遇寒则凝，且痰饮生成后又易阻遏阳气。阳气被遏，痰湿愈难化行，故病症也就会愈重。因此，作为高脂血症为患的痰湿积聚的病理因素之标非温不足以化。非温不化，非温不行，非温不散，非温不祛，当用温法治疗，故宜以温法立治。

3. 高脂血症病理因素之本，主要是脾肾虚寒

痰饮病总属阳虚阴盛。脾肾虚寒，甚则出现多脏腑阳气不足，不能正常运化饮食水谷，使水液凝聚、潴留为痰饮。故《素问·生气通天论》提出"阳气者，若天与日，失其所则折寿而不彰。故天运当以日光明"。若脾肾阳气充足，则痰湿得以运化，则饮邪自除，犹如天之一丸红日，以驱散阴霾。故治疗当温煦脏腑阳气，尤其是脾肾之阳，脾肾阳气健旺则能正常运化，痰饮则无源可生，无处可贮，无位可聚，达到治病必求其本的目的。因此，痰饮为病需由温法治之。艾灸便成了最合要求的佳法。

（三）艾灸的温通效应要求"温灸和之"

艾灸起源于人类用火之后，已经有数千年甚至更长的历史，是中医学的重要组成部分。早在《灵枢·官能》中即有云："针所不为，灸之所宜。"可

见灸是一种很重要的治疗手段。而其对高脂血症"温灸和之"之效的发挥，与艾的药性特征及艾灸的作用途径密不可分。

1. 艾草的芳香温热善通的药物特征

传统中医学认为艾叶性温，味芳香，善通十二经脉，具有调理气血、温经散寒等功效。艾具有生温熟热的纯阳之性，灸之能透诸经；艾能通十二经脉，尤为肝脾肾之药。艾本身的温热纯阳之性符合温化痰饮的要求，其所入肝、脾、肾三经，又契合高脂血症的发病机理。

2. 艾灸调治效应及其作用途径

随着研究不断深入，越来越多的学者倾向于艾灸作用机制为多种因素综合作用的结果，其中包括光的辐射效应、温热效应以及艾燃烧生成物等。艾燃烧时辐射波谱属于近红外波段，从生物效应角度来看，其辐射波长短、能量强，其渗透度为远红外辐射的十倍，可渗透至表皮、结缔组织、血管、神经，并为组织吸收，被照射组织内产生的活性物质，随血液循环到达其他部位，使组织器官的代谢和产热得到增强。近红外辐射为机体细胞活动提供了必要的能量。

相关研究表明，艾燃烧生成物的甲醇提取物有自由基清除作用。艾灸的这种治疗效果，可能是艾燃烧生成物从施灸穴位处的皮肤渗透到深层组织，达到对自由基或过氧化脂质清除的作用。

因此，不论是艾本身的药性特征，还是艾燃烧时近红外线波段所具有的强渗透性，以及艾燃烧生成物的甲醇提取物所具有的清除自由基及过氧化脂质作用，都决定了用"温灸和之"可以对抗脂质在体内的堆积，延缓衰老，具有其他疗法不可比拟的优势。

（四）长期艾灸调治高脂血症研究成果与经验要求"温灸和之"

长达数十年的相关研究已观察到艾灸对高脂血症的调节，不单纯会对血脂指标产生影响，而且涉及与血脂相关联的血黏度的改善、肾功能的趋常以及延缓衰老等诸多指标的好转，可见其作用是多层面、多角度的综合整体效应，也有符合现代研究机理的广泛而深刻的临床与实验依据。

综上，高脂血症痰饮为病的发病机理及性质决定了治疗必须从温化，而艾灸本身药性、燃烧生成物的提取物性质以及燃烧过程中近红外线波段的渗透性等决定了高脂血症"温灸和之"的切实可行性。"温灸和之"可以标本兼顾地治疗，从而达到一个综合调理的目的。高脂血症"温灸和之"无论从理论上，还是从临床实践上均有其优越性。通过以上论述，希冀能为高脂血症综合治疗提供更多思路。

十二、痹证临床要识若干

痹证主要是指风、寒、湿等病邪侵袭，导致经脉闭阻，气血不畅的一类病证，以皮肉、筋骨、关节酸痛、麻木、重着等为主要临床表现。该病具有较高的发病率和致残率，且目前尚缺乏针对此类疾病的特异性治疗方法。本人从事中医临床工作数十年，在痹证诊疗方面感悟颇深。现谨就痹证诊疗经验和体会进行粗浅论述，以期为中医诊治痹证提供借鉴。

（一）从病症复杂性探寻痹证之实质

本人认为探明痹证实质，需基于中医经典对于痹证的论述，结合临床实践观察，借助西医技术手段，融汇中西医、理论实践，如西医从解剖、生理、病理、生化、运动力学等角度，中医从脏腑、经脉、经筋、精气血津液等角度，综合望、闻、问、切、超声、影像学、基因检测等方法，应用多种视野与思想，紧扣提升临床诊疗效果这一主题，深入探索痹证本质。

通过四十余年理论文献学习与痹证临证诊疗实践，本人认为痹证是多层次、多结构、多系统、多机制的复杂立体性疾病，涉及骨伤科、外科、针灸科、康复科、脑病科、风湿科等临床各科，与五脏六腑皆可相关。从西医角度看，痹证涉及神经、循环、免疫、骨骼、软组织等系统，相关西医疾病多达数十种，如类风湿性关节炎、系统性红斑狼疮、强直性脊柱炎、风湿性多肌痛、皮肌炎、痛风、骨关节炎等。

从《内经》出发，认为《素问·痹论》中"风寒湿三气杂至，合而为痹也"对认识痹证有很大借鉴意义。它从宏观上指明痹证发病特点，然因其缺乏对痹证病机本质的具体阐述，故不易为临床医师掌握和施行。结合临证实际，将痹证病机进行细化，认为其是在正虚基础上，或因六淫邪气侵袭，或因情志内伤，或因劳损外伤，以致营卫失调，气机失和，以致痰瘀水湿等有形之邪阻滞经络形体，引发痹证。痹证初多在表，发为五体痹，久则入里，发为五脏痹。西医方面，是从以下六方面认识痹证的：一为神经的局部调控能力下降；二为微循环障碍；三为肌肉组织渗出炎症性反应；四为局部代谢产物堆积；五为局部运动功能失调；六为致害因子产生，引发局部免疫反应，甚则可及全身，并在此基础上并发其他病症，其所涉及组织包括肌肉、肌腱、筋膜、骨膜、韧带、神经、关节囊、血管等。

（二）从经脉特点性辨知痹证之多维

临证要重视运用古典经脉理论诊疗痹证。《灵枢·经脉》《灵枢·本脏》中"经脉者，所以能决死生，处百病，调虚实，不可不通""经脉者，所以行血气而营阴阳，濡筋骨，利关节者也"等论述对运用经脉理论诊疗痹证有重大启发价值，痹证的病位、病因、病机、症状、治疗、调护等皆与经脉息息相关。

人体是多维立体结构，赖于经脉支撑、通畅与充养。痹证发病病机特点与经脉的功能、结构决定了痹证为经脉系统常见病，经脉辨证是痹证临证诊疗常用手段。进行经脉辨证时，应综合经脉走行、功能、血气、五行所属、阴阳特点以及标本根结、气街四海理论，参考痹证所病六淫之邪、诸气（元气、宗气、营气、卫气）、经筋、五体、脏腑、患病部位、症状、患者性别、年龄、病程、病势等具体情况，多层次多维度辨证。

本人认为痹证有五大经脉学特点，即多经、多阳、多血、多态、立体。多经即痹证发病常涉及多经，临证发现，痹证患者所患经脉少则三条，多则六条，甚者可达九至十条；多阳为所患经脉以阳经为主；多血为在血气形志方面，所患经脉常是多血之经；多态为所患经脉状态复杂多变；立体为所患经脉多以三维立体结构呈现。

在对痹证患者行针灸治疗时，常多经并用，其中阴经多补，阳经多泻；针刺顺序多为先上后下，先阳后阴；根据标本根结、气街四海理论和经脉全身分布状况，均衡在全身各处排布穴位以调动气机，调畅经脉，扶正祛邪。根据多年临证经验，主要基于经脉相关理论创制出网格经纬、功能带、腔窍等多种痹证诊疗理论。

（三）从经筋特定性细究痹证之辨用

《灵枢·经筋》是《灵枢》卷四开篇之作。本人认为，十二经筋是有形有状有功能的类似条索状的组织结构，与十二经脉的其他部分一起组成人体的经络系统，是附属于经脉的筋肉关节体系，可联络四肢百骸、维络周身组织、维护五脏六腑、约束骨骼、疏利关节；十二经筋全身各有定位，循行与分布具有结、聚、交、合特点。

经统计发现，"痹"字在《灵枢·经筋》中共出现 12 次，可见痹证与经筋联系之紧密。十二经筋多结聚于关节，呈现出"诸筋者皆属于节"的特定联系特性。如手六经经筋在腕、肩，足六经经筋在膝、踝等部位，维护关节稳定。临床观察发现，疼痛与屈伸不利是痹证最常见症状，腰、膝、肩等经筋丛集交结之处为痹证常发部位。据患者症状描述发现不适部位多呈束、片、面状结构立体分布，与经筋分布结构密切相合。从五体发痹角度来看，经筋与筋痹具有直接联系。筋肉交错共存，且在一定情况下难分彼此，故经筋与肉痹亦密切相关，《素问·生气通天论》提出"骨正筋柔"，可理解为经筋的铺展有赖骨骼的形态，骨骼的形态依赖于经筋的维系，故经筋与骨痹也紧密关联。本人认为痹证病机关键为痰瘀水湿等有形之邪阻滞经络形体，此处经络形体多指经筋有形之质。绝大多数经筋病发展至中后期乃成痹证。因此，经筋理论是本人诊断和治疗痹证的重要法宝。

诊断方面，痹证发病与经筋走行、功能乃至人体骨骼关节形状、力学结构相关，经筋之强弱与脏腑之盛衰亦有联系，故在经脉辨证基础上，亦当审筋辨证，注重对痹证患者所患部位经筋功能状态及关节活动度的考察。

治疗方面，可将长针、针刀、火针等针具直接在所患部位经筋结滞之处行调筋解结之法，使痰瘀水湿等有形之邪沿经筋走行方向疏散。就缓解患者症状和祛散局部痰瘀病邪而言，行一次此疗法可达中药数十剂之功。经筋是十二经脉气血输布于筋骨肌肉关节的体系，循行分布与十二经脉相应，因此基于经筋理论的行针布穴之法，亦可调畅经脉、行气活血，使痹证向愈。具体而言，首先，经筋分类不同，功能有别，在治疗时应根据不同经筋特点辨证施法；其次，根据经筋结聚交合特点进行布穴；最后，根据患部经筋立体分布结构，选适合针具三维行针。

应当重视经筋理论，用经筋学说指导痹证机制研究，丰富痹证疗法，提升诊疗效果。必要时可召集相关专业人士成立相关协作组、研究团队，开展痹证与经筋学交叉领域的研究。

（四）从因位关联性分析痹证之复杂

对痹证病因病位的认识与判定，应衷于中医经典，参考西医解剖学知识。痹证致病多因，患者自身方面，或由年老体衰，正气不足，或由病情迁延，累及脏腑，或由先天失养，禀赋不足，或由久居湿地，阳气亏耗致痹；情志方面主要责之于怒、忧、思，三者久可致郁，郁久致痹；脏腑方面主要涉及肝脾肾三脏；六淫方面，主要责之于风邪留滞、寒邪凝结、热邪蛰伏、燥邪耗液、湿邪浸淫。此外，还包括急慢性劳损、跌仆、外伤等。

痹证审因之法多重，应从天人合一、整体观念角度出发，综合人的自然属性、社会属性、家族病史、性别年龄、发病时间、病程长短、治疗反应等多种因素进行探求。四诊求因、辨证求因、循脉求因、审筋求因、投药求因、探穴求因、影像求因、生化求因、辨史求因是临床常用之法。四诊求因、辨证求因是采用望闻问切四法对患者进行临床观察，并通过中医辨证方法探求病因。循脉求因、审筋求因是用观察患者所患部位及症状体征的经脉、经筋特点寻求病因。投药求因、探穴求因为通过观察患者服药、针刺后反应求因。影像求因、生化求因是利用西医的检测手段求因。辨史求因为参考患者既往就诊史、是否口服激素、既往用药情况等探求病因。

病位方面，本人认为痹证病位具有三大特点，即多层性、立体性、关联性。多层性是指痹证病位可从患病部位、五脏、五体以及西医等层面进行判定，其腰、颈项、髋、四肢关节为痹证主要患病部位，心、肝、脾、肺、肾五脏，脉、筋、肉、皮、骨五体皆可发病，西医多利用局部解剖、影像学、超声等检查手段探明病位，痹证多发于皮肤、肌肉、肌腱、筋膜、骨膜、韧带、神经、关节囊、血管等组织。立体性是指痹证患病部位无论从局部还是整体上看，皆呈立体结构，局部而言，患病部位呈束、线、面状分布于关节、肌肉丰厚处，整体而言，患病部位呈立体三维结构，或上或下，或左或右，或前或后分布于身体各处。关联性是指五脏痹与五体痹关联，即心与脉、肝与筋、脾与肉、肺与皮、肾与骨呈对应传变关系，五体痹与西医组织关联，即皮痹对应皮肤疾患，肉痹对应肌肉疾患，筋痹对应可肌腱、韧带、关节囊疾患，骨痹对应骨骼疾患，脉痹对应血管疾患，全身各患病部位多循经脉、经筋走行路线。临床诊断痹证病位时，主要靠四诊信息、活动度检查、经脉经筋走行、脏腑辨证和西医检查探明。患病部位多根据患者自述不适部位和医师探及肿胀、肌肉僵硬等体征的部位进行确定。五体病位可根据患者症状体征以及影像学检查断定，病在皮肤，表皮硬肿疼痛者为皮痹；病在肌肉、肌肤不适者为肌痹；病在血管，脉络迂曲怒张者为脉痹；病在关节，关节挛急、活动度减少者为筋痹；病在骨骼，影像学检查呈骨质变形者为骨痹。五脏病位多根据五体病位和五体五脏对应关系，参考舌、脉、年龄、病程等脏腑辨证情况后确定。

（五）从病症转归性详察痹证之难治

本人认为，痹证证候具有长期性、缓慢进展性、复杂顽固性三大特性。长期性是指痹证患者病程久，少则数月，多则数年乃至数十年不等。缓慢进展性指痹证多呈现由轻症到重症，由局部到全身，由疼痛、僵硬、麻木等临床表现到生化指标失常，由主病关节功能受限或积液到关节形态学改变，由部分肌肉变性或风湿性结节至风湿类关节融合、畸形，部分可波及心脏、主动脉，起初尚能忍受，病久致生活质量下降，甚者生活不能自理。复杂顽固性是指痹证证候复杂，治疗难效。在临证施治时，应对患者病情发展、走势有预见性，对患者整体状态进行宏观把控与干预，治疗与调理相结合，预防疾病发生、发展与致畸。

痹证患者需长期治疗与护理，在这一过程中尤其当注意保健养生、保暖避寒，可通过艾灸、导引、针刺、中药、推拿、刮痧等进行调理。

（六）从中医特色性突显治痹之优势

我们认为痹证中医调治有七大特色：一为安全性，中医疗法少有西药副作用，安全绿色，简便验效；二为长期性，长时间对病患进行治疗与护理；

三为持续性，即在施治过程中要保持足够的药量、灸量、刺激量、运动量，不可半途而废；四为多维性，多重辨证、多系统调摄、多法并用、身心共调、表里同治；五为立体性，针对经筋分布、走行与病位结构，针刺多呈立体性；六是整体性，综合人、病、症、证等多种因素遣方用药、选经布穴与行针，从整体层面对痹证进行调治；七为模糊性，即无定章，无定法，无定药，无定方，无定术，需根据具体情况灵活施治。

十三、胃食管反流和降经验

胃食管反流的发病率不断上升。中医临床应加以重视与调治。

（一）胃食管反流之中医认识

胃食管反流是指过多胃、十二指肠内容物反流入食管引起胃灼热等症状，并可导致食管炎和咽、喉、气道等食管以外的组织损害。

胃食管反流与胃酸过多、食管蠕动障碍、贲门松弛等有关。有的人还合并食管裂孔疝。中医认为，此属于人体的功能失调，升降失常，肝气郁结，横逆犯胃等。

本病病位虽在胃，反流后表现于食管与咽喉等，但主要还是内在脏腑功能的异常。与肝、胆、脾、肺等脏腑关系密切。故其基本病机还是气机不畅，肝胆郁滞，木旺克土。肝胆属木，脾胃属土，从而使肝胆失于疏泄，脾失健运，胃失和降，挟胃酸上逆，滞于食道，累及咽喉，以致出现一系列的临床症状。从病理因素上讲，主要是涉及气滞、痰湿等。

在古代中医文献中，"反胃""吞酸""呃逆""胃脘痛""噎膈""梅核气""咽痛"等，有与之相应的病名或临床表现的描述。

本病属于慢性疾病，调治要有一个较长的过程，一般其基础疗程为3个月。

（二）胃食管反流的西药治疗

本病的西医治疗，主要用三大类药物，或者说有三个临床用药方向。

一是抑制或减少胃酸药物。

抑制或减少胃酸药物（即制酸剂）的应用，可以短时缓解胃酸症状。但胃酸增多所涉及的因素较多，还涉及精神情绪、内分泌、胃黏膜状况、饮食习惯等。中医认为，酸，其味属于肝，肝气郁结，或肝气横逆乘脾犯胃，或本身脾胃虚弱，都可以使胃酸增加。不改变这些因素相当于不"治本"，单用制酸剂效果十分有限。临床不少患者经常服用制酸剂，仍然症状突出，即是其理。

二是调整胃肠动力药物。

胃肠运动主要取决于自身功能状态。胃腑薄弱或气机不畅，或寒邪中阻，或脾失运化，或肠腑失于通降等，则服用促进胃肠运动药物基本无效或少效。临床屡见因为由胃排空延缓、胃食管反流、慢性胃炎、食管炎引起的消化不良、腹胀、嗳气、恶心、呕吐、腹部胀痛而长期用吗丁啉的患者，不少患者甚至逢餐必服，也未能解决问题。

三是食管、胃黏膜保护剂。

食管、胃黏膜保护剂是可以适当应用的，然而，临床还是要根据患者临床症状而定。有反流性食管炎，用降低食管敏感性的一些药物；对伴有便秘者，加用一些通便药等。但要防止联合食管胃黏膜保护剂的应用，演变成百人一药，千人一律，万人同法，缺少不同体质类型与证型辨治。如果这样，则其疗效有限。

（三）胃食管反流的中医调治

中医调治本病有数千年历史，也积累了丰富的经验。本人认为，本病的发生，与精神、心理、情绪关系密切。焦虑、抑郁都会让消化系统出现不良反应，所以在紧张与情绪不畅之时症状更明显，或者因之而诱发。故注重心理调节有助于本病调治。

1. 中医中药调治的四大思路

一类：疏理肝胆。

主要适用于肝气郁结，气机上逆。代表方剂：加味逍遥汤、柴胡疏肝散等。

二类：和胃降逆。

主要适用于胃气失和，胃失和降。代表方剂：左金丸、香连丸等。

三类：化痰调脏。

主要适用于胆胃失调，痰气交阻。代表方剂：黄连温胆汤、二陈汤、半夏厚朴汤、半夏泻心汤、黄连汤等。

四类：健脾温胃。

主要适用于脾胃不足，中焦虚寒。代表方剂：附子理中汤、黄芪建中汤、厚朴温中汤等。

上述方法中，要特别重视辛开苦降、平肝降逆、利胆和胃、脾胃并调等方法的应用。

2. 中医针灸调治的"三个和降"

一是和降肝胆。

肝胆失于调和，肝胆之气失于泄降，是本病的主要病机之一。治宜调和肝胆，理气泄降。选穴以肝胆经穴位为主，主要是期门、日月、中脘、太冲、侠溪等。以泻法为主。

二是和降肝胃。

肝胃失于调和，肝胃之气失于泄降，是本病的主要病机之一。而肝气偏旺，横逆犯胃，是最主要病机。治宜调和肝胃，理气降逆。选穴以肝胃经穴位为主，主要是期门、中脘、上脘、足三里、胃俞、肝俞等。以泻法为主。

三是和降胆胃。

胆胃失于调和，胆胃之气失于泄降，是本病的主要病机之一。治宜调和胆胃，理气泄降。选穴以胆胃经穴位为主，主要是日月、中脘、内关、阳陵泉、胆俞、胃俞、侠溪等。以泻法为主。

（四）胃食管反流病生活调摄

平时保养与生活习惯的调整也很重要——日常生活要做到"六少""一高"。

一是少吃酸类食物；二是少吃高脂肪餐；三是少吃甜食，如巧克力、糖果等；四是少吃刺激性与黏腻类食物，如咖啡、红薯、土豆、芋头；五是严格戒烟和停止饮酒；六是每餐饭量要减少一些，宁可多吃几餐。"一高"，是睡眠时，床头抬高 10 ～ 20cm。

另外，心理因素调摄十分重要。心理因素对本病影响大，焦虑、抑郁等都会诱发或加重本病，所以在心绪不佳、工作紧张之时，更应注意缓解压力，舒缓情志。

十四、痉挛性发声障碍针刺思路

中医门诊的特点是病种杂多，会有临床各科患者求诊，其中五官科患者虽然占比较小，但因五官所处位置的特殊性，疑难杂症较多，临床诊治时经常会遇到困难。经络与五官联系密切，既说明五官疾病治疗的复杂性和难治性，又是五官疾病治疗的重要理论基础。如果能熟练运用中医的整体观和辨证论证思维，按照中医的思路遣方用药、辨治准确，便能取得非常好的疗效。

痉挛性发声障碍就属于五官科难治性病症之一。针刺临床施治有何思路，是值得研究与关注的问题。

（一）痉挛性发声障碍病症述要

2014 年 5 月 16 日，门诊来了一位 46 岁的女患者，主诉发声费力、接近耳语 4 年余，伴胸闷痞塞、疲乏无力、痛经、入睡困难、便秘。发病前两天患急性支气管炎，经静脉输抗生素治疗后肺部炎症控制，失音未改善。十余年来因家庭琐事心情不畅。查体见面容愁苦，舌质暗滞，苔黄腻，舌下静脉怒张，脉弦滑数。外院频闪喉镜检查喉部未见异常。西医诊为痉挛性发声障碍，中医诊断为喉喑。四年来间断于多家医院就诊，施以中西医治疗，但疗效不佳。

西医认为，痉挛性发声障碍为原发性、局灶性喉肌张力异常，病因可谓众说纷纭，有精神神经说、呼吸道感染说、代谢紊乱说、中枢器质病变说等。局部注射肉毒素 A 是目前公认的首选治疗方法，但疗效短暂且不稳定。还有精神安慰法、喉返神经切割术、甲状软骨整形术等疗法，均存在痛苦大而疗效不确定及易复发的问题。

（二）痉挛性发声障碍中医认识

中医经典著作中有较多嗓音学论述，但散在而不系统，失音的称谓也多样，如哑风、失音不语、哑喉、瘖等。主要分为两类，其中哑喉等为声音嘶哑，相当于西医学的急慢性喉炎、声带小结、声带麻痹；失音为声不能出，与痉挛性发音障碍相对应。

病因病机侧重于情志伤肝与内脏失调，《灵枢·忧恚无言》篇名含义为人的忧与怒可致无言。篇中对发音器官的功能认识与现代科学基本吻合。《黄帝内经灵枢集注》中对失音病机的认识为"盖忧恐忿怒，伤五脏之形，则病五脏而成积。如伤五脏之气，则无音声矣"。指出了七情六欲、精神因素可以导致失音，这与西医学的认识相近——精神创伤、情绪抑郁常可诱发痉挛性发声障碍。《景岳全书》中说："惊恐愤郁，瘁然致瘖者，肝之病也。"当代著名中医耳鼻喉科的开创者干祖望老先生认为："声带为筋，当肝所主。"就是对古代医家提出的肝郁伤喉理论的肯定。

《灵枢·忧恚无言》还指出："人卒然无音者，寒气客于厌，则厌不能发，发不能下至其开阖不致，故无音。"即外来因素亦能导致本病。临床中发现很多患者发病前有上呼吸道感染史，与此病机认识不谋而合。

故痉挛性发声障碍的病因主要是情志及外邪所伤，五脏功能异常，咽喉不利所致。因此，痉挛性发声障碍的临床诊治思路不应只放在嗓之局部，而应在嗓外，即放在以疏肝理气及脏腑功能的调整上。

经络与嗓部的密切联系是治疗的重要理论基础，从经络来看，咽喉为经脉循行交会要道，十二经脉中除手厥阴心包经和足太阳膀胱经以外，其他经脉均抵达咽喉或于咽喉旁经过，督脉、任脉、冲脉等奇经也分别循行于咽喉，为以下针刺思路与方法提供了重要依据。

（三）痉挛性发声障碍针刺思路

1. 疏肝解郁为重，首选肝、心经穴位

《灵枢·经脉》指出，足厥阴肝经"上贯膈，布胁肋，循喉咙之后"；手少阴经"其支者，从心系，上夹咽，系目系"，手少阴经别"上走喉咙，出

于面"。针刺处方选取肝经、心经穴位，如行间、太冲、神门、通里及心俞与肝俞。针刺手法要作"三透法"，即：行间透太冲，神门透通里，肝俞透心俞。针刺时注意：透刺方向皆向咽喉，以针向病所；泻法为主，以清心火，泻肝热。

2. 益肾润肺为要，次取肺、肾经穴位

咽喉与肺肾关系密切。《灵枢·经脉》指出，足少阴经脉"其直者……，循喉咙，夹舌本"；手太阴肺经"上膈属肺"。《灵枢·经别》指出，手太阴经别"上出缺盆，循喉咙"。本病部分患者羌延日久，病损及肾或本有体虚，肾阴虚损，虚火上炎，肺失滋养，咽喉被灼，此所谓"金破不鸣"。针刺以肾经及肺经穴位为主，太溪、然谷、照海、复溜、太渊、鱼际、经渠、列缺及肾俞、志室、三焦俞、气海俞。针刺强调"三鸡足刺"：一是太溪鸡足刺：太溪透然谷、照海、复溜，意在补肾滋水；二是太渊透鱼际、经渠、列缺，意在调畅肺经，润咽养肺；三是肺俞透魄户、膏肓、风门，意在调补肺气，以利咽喉。

3. 健脾化痰为助，兼以胃、脾、大肠经穴位

喉与胃脾的经脉联系十分广泛。足阳明胃经"其支者，循咽喉，入缺盆"。足太阴脾经"上膈挟咽，连舌本，散舌下"；手阳明大肠经之经别"上循喉咙，出缺盆"。若脾胃失和，则咽喉不利，失音肿痛，故有"咽喉为脾胃之候"之说。应取手足阳明经脉经穴及足太阴经穴，针刺方法：扶突行鸡足刺，透人迎、水突、天鼎；合谷透二间、三间；商阳穴点刺出血；足三里、丰隆直刺，三阴交略向上斜刺。

4. 宣通咽喉为佐，辅以任、督、冲脉穴位

涉及痉挛性发声障碍病位循行的奇经八脉主要有任脉、督脉与冲脉，本病与奇经功能异常有一定关系。任脉"循腹里，上关元，至喉咙"；督脉从后正中线经过项部上颠，近于咽喉；冲脉伴足少阴肾经上行至咽喉。

可取任、督二脉穴位为主治疗。廉泉向金津、玉液透刺，再从廉泉透刺舌根，以滋生津液，通利舌本。膻中向上透刺，意在宽胸理肺，畅达气机。

大椎分别向肺俞及第五颈椎棘突下旁开 0.5 寸的利咽穴透刺。

以上诸法，既说明喉部疾病的复杂性和难治性，也表明喉病中医针刺治疗方法的丰富性。只要辨治准确，不用或少用疗效欠确切且不良反应较多的西医嗓内治疗，而用中医针灸嗓外治疗，也能取得很好的效果。

具体到此患者，因其长久心情不畅，肝气郁滞，肺失宣降，肠腑失调。病久肝郁伤脾，有碍运化，以致气血亏虚，复加输液过多，水湿内停，气虚痰湿日久有化热趋向。故治疗宜疏肝健脾，调畅肺气，宁心安神。针灸取行间透太冲、神门透通里、肝俞透心俞、脾俞透胃俞，及足三里、三阴交、阴陵泉直刺。经 5 次治疗，病情大减，除音质略差外，其余皆基本如常。

十五、针灸治疗干燥综合征临床思路

干燥综合征是一种以外分泌腺病变为主的全身性、慢性、炎症性自身免疫性疾病，以口、眼或其他黏膜干燥为主，并伴有类风湿性关节炎或其他免疫性疾病的一组综合征，又称 Sjogren 综合征。主要症状为眼部干燥，口腔干燥，涎腺肿大，关节疼痛。中医多从"燥证"论治，按阴血耗伤型、阳气亏损型、气阴两虚型、气滞血瘀型等进行治疗。本人根据中医学的理论，结合本综合征的发病病史和临床症状，以通调水道、布津润燥为治疗原则，略有体会。

（一）热毒蕴蒸，干燥之因

《素问·阴阳应象大论》说："燥胜则干。"刘完素云："诸涩枯涸，干劲皴揭，皆属于燥。"就其干燥综合征进程而言，一般皆有一个缓慢发展的过程。

该病患者既往在中青年时期，多有阳热偏盛表现。不少患者曾有风温、春湿、温毒、湿温及其他传染性疾病等急性热病病史，或有由此转为慢性疾病的过程，其中临床以胃、肝、心、肺、膀胱诸脏腑热性病证为主。

干燥综合征因于胃热证者，平素多有嗜食辛辣肥腻，化痰生火，或热邪内犯于胃等病因，故曾有胃脘灼痛、渴喜冷饮、消谷善饥，或牙龈肿痛溃烂、齿衄、口臭、便秘等病史。

本病由于肝经热盛所致者，多有情志不遂，肝郁化火，或热邪内犯于肝等病因，故既往多曾有口苦口干、急躁易怒、头晕胀痛、面红目赤、胁肋灼痛，或吐血、衄血病史，部分患者亦有急性肝炎等肝胆湿热证之病史。

本病责之于心热证者，多因七情郁结，气郁化火等因素，故既往屡有心胸烦热、夜不成眠、面赤口渴、舌尖红赤，或生舌疮、腐烂疼痛，或见狂躁谵语、肌肤疮疡、红肿热痛等病史。

本病责之于肺热证者，多为温热之邪内壅于肺所致，故曾有咳嗽痰稠色黄，壮热口渴，烦躁不安，甚则鼻翼扇动，衄血咯血，或胸痛咳吐脓血腥臭痰等症状。

因于膀胱湿热者，多为泌尿系感染或下焦湿热症状，如尿频、尿痛、尿急、血尿等。根据临床研究，上述病史有案可稽者占大多数。不少患者即使在急性热病迁延至干燥综合征之后，其原有疾病的症状仍然不同程度地兼夹，甚至原有热性病仍在断续性地复作，即热毒蕴蒸的症状尚在稽留、蛰伏。因此，干燥综合征的始因为热毒蕴蒸，正因为热邪熏灼，使得机体津液输布失常，机体组织器官失却津液的濡润滋养，而燥象环生。

（二）津液失布，干燥之理

通过对多数患者既往病史的回顾，发现其原有急性热病病程一般并非过长，而是在较短的时间内伤津损液以致形成干燥综合征，且难以恢复，从其病理上讲，是较难说明的；对于此病，非单纯养阴增液所能奏效；更有甚者，不少患者在口、眼、生殖器等组织器官有干燥症状同时，还有四肢、面部或全身的虚浮症状，其舌质非但不瘦，而且还较胖，四肢关节多有不同程度的肿胀疼痛，至于涎腺、下颌等部位的淋巴结增生肿胀等，更是本病病理变化及主要临床特征之一。这些都说明，干燥综合征的病理，可从津液输布和代谢的异常考虑。所以，干燥综合征发病的主要机理，是以热毒熏灼胃、脾、肺、肾、心等为初因，使津液输布及代谢异常，羌延日久，热势已退，而津液输布未能复常，而日显机体口、眼、鼻腔、生殖器等器官组织因津失输布而失却润养的燥象。

（三）布津润燥，干燥之治

针对干燥综合征既与热毒熏蒸有关，但成病时又非实火亢盛之候；既有诸多器官干燥证候，又非尽为津液亏虚之证的临床实际，即针对津液输布失常之主要机理，治疗应该分别调治有关脏腑。但就这些脏腑所在位置及其对津液的总体的影响，又与三焦关系密切。因此，主要应疏调三焦，宣通气机，畅达水道，输布津液。同时，针对本病证所兼夹的痰、瘀及相应脏腑的病史、症状等具体情况，适当兼以化痰祛瘀和循经治疗，并对高龄及正虚之体兼以扶正，如此畅三焦，通经络，调脏腑，宣气机，布津液，气津得宣，津必上承，燥证自除。

1. 畅三焦以布津液

津液以三焦为通道，随着气机升降出入，布散于全身而环流不息。故《素问·灵兰秘典论》说："三焦者，决渎之官，水道出焉。"欲使机体能正常输布津液而滋润组织，除却燥证，首应通调三焦。

以口、眼、鼻窍黏膜干燥为主症，其病主要涉及上焦者，临床以肺、心病史及肺、心二经症状为主要诊治依据。针灸治疗一方面取三焦经穴位，如液门、中渚、外关、支沟、四渎、天井等；另一方面，有肺经症状者，适当取鱼际、太渊、经渠、尺泽、中府等穴；有心经症状者，适当取极泉、少海、灵道、阴郄、少府等穴；此外适当取局部的廉泉、金津、玉液、迎香、四白、天突、膻中等穴。如有热邪偏重者，配取大椎、曲池、合谷穴。上述处方，意在畅上焦而布津液。

以口和鼻腔黏膜干燥、口干、口渴等为主症，其病主要涉及中焦者，以胃（脾）、肝（胆）病史及有其诸经症状为主要诊治依据。针灸治疗一方面取任脉的中脘、上脘、下脘、水分等穴；一方面针对病机和症状取穴，如有胃、脾症状者取足三里、丰隆、梁门、关门、内庭、阴陵泉、三阴交等穴，有肝胆经或气滞症状者加取期门、日月、阳陵泉、曲泉、行间、太冲、侠溪等。如此，则畅中焦而布津液。

以下焦（肾、膀胱、大小肠）症状为主者，如阴部干涩、大便干结或失调、小便量少或伴有下肢类风湿性关节炎或伴其他结缔组织疾病、良性或恶性淋巴组织增生等免疫异常者，取其相关经穴以输布津液。基于《内经》有关对津液输布方面的论述，用肾经的阴谷、太溪、水泉、照海、四满、中注等穴位，膀胱经的三焦俞、气海俞、膀胱俞、委阳、足通谷等穴位。有大肠症状者，酌情配用上巨虚、天枢、合谷、手三里、曲池、偏历等穴。诸穴使用畅下焦而布津液。

2. 调全身以布津液

对于全身水液代谢异常明显者，可直接取脾经合穴阴陵泉、募穴章门健运脾胃，分利水湿，输布津液；取肝、脾、肾三经交会穴三阴交调补三阴，运化水湿。在腹部取任脉经穴上脘、水分、中极配足阳明经天枢穴。上脘当胃之上口，手太阴肺经还循其处，用之以宣通上中焦而输津润燥；水分穴，张介宾《类经图翼》强调其"当脐上一寸，水分穴处，为小肠下口，乃膀胱上际，水液由此别回肠，随气泌渗而入"；中极为膀胱募穴，其下为膀胱之所，可调治膀胱，化气利水而布津；天枢为手阳明大肠经在体内会属大肠之处，一则调阳明，二则可调腑宣肺。腹部诸穴配伍，促进肺之宣调水道、脾之运化水湿、大肠主津、小肠主液的功能。

3. 刺廉泉、玉英以布津液

根据《内经》论述，刺廉泉、玉英以输津液。《灵枢·胀论》云："廉泉、玉英者，津液之道也。"其意为：廉泉、玉英，是津液运行的通道。此处廉泉，《素问·刺疟》说："舌下两脉者，廉泉也。"《灵枢·口问》曰："胃缓则廉泉开，故涎下。"其言主要是指金津、玉液穴为廉泉；对于玉英，张介宾《类经》、丹波元简《灵枢识》等多作玉堂穴解；张隐庵《黄帝内经灵枢集注》作龈交穴释；杨上善《太素》卷二十九中将其解释为前阴部。综合诸论，实指玉堂穴、龈交穴、前阴部诸穴（如中极、曲骨、水道、归来、气冲等），亦是津液通行的道路，可取有关穴位以输布津液而疗燥象。

针刺布津润燥，一般用平补平泻法，部分病例在热象明显时用泻法；在局部或全身伴有显著的水液潴留而浮肿时，可适当用灸法。

十六、眼肌痉挛证治"六要"

眼肌痉挛，虽然病势一般不重，也多不属于器质性疾病。但因其病症生于面部，有碍观瞻，给生活工作带来不便。不少人还因此诱生焦虑、抑郁等疾病。故本病治疗也不容小视。

如何治疗本病症？本人总结出临床"六要"。

此之经验，辨证施治，灵活施用，多能取效。

疏肝解郁为一要

对于眼肌痉挛日久的患者，往往有长期情志失调，肝郁气滞现象。患病之后，症状更重，甚至形成焦虑症或焦虑抑郁症状。更有甚者，惶惶不可终日，忧愁不解，默默不语，终日唉声叹气，或哭哭啼啼等。此可疏肝解郁以治。中药可以用加味逍遥丸为主。

针灸可取肝胆经穴阳白、太冲、行间，以及与肝相关的肝俞、胆俞等穴治疗，并可取风池穴。针刺用泻法或平补平泻法。

疏散外邪为二要

本病症可与面部疏于保护，感受风寒有关。"伤于风者，上先受之"。眼部位于人之头首，属于上部，风邪或风寒之邪易于侵袭，风邪易动，寒主收引，故可见眼部痉挛、眼皮跳动及形寒发热等，受凉或感冒后加重，或阴冷天气、季节转换时诱发。治疗要疏散表邪。中药可用玉屏风散。同时，可与川芎茶调散、银翘散等同用。

针灸治疗可以用大椎、风池、合谷、外关等穴，加上攒竹、太阳、四白等穴。针刺以泻为主，必要时可以加灸。

清泄内热为三要

内热偏盛，上扰于面，窜动于眼，故可致眼皮跳动。内热，或因于心火炽盛，或因于胃火偏旺，或因于肠热上行等。根据不同情况而治疗。

眼皮跳动伴有舌尖红赤、口舌生疮、小便灼热者，要清泄心火，以黄连上清丸、导赤散等为主。

以口干欲饮、胃脘灼热、舌红苔黄为主者，要清降胃火，以清胃散、凉膈散为主。

对于肠腑积滞，腑气不通，伴有便秘或大便干结难解的，舌苔黄厚腻或呈干焦状的，要通腑导滞，引热下行，可用大、小承气汤出入。

针灸治疗，心火炽盛者取劳宫、少府等穴，用泻法；胃火偏旺者取中脘、足三里、丰庭、合谷、曲池等穴，用泻法；对于肠腑积滞的，选用上巨虚、天枢、支沟等穴。对于上述之热重所致的眼皮跳动，还可以酌情应用刺络放血法，以清泄内热，可以刺大椎、曲池等出血。

活血化瘀为四要

本病症，不少人发于外在的或人为的刺激之后，如美容手法不当，外伤跌仆，面瘫施治刺激过重，终日用眼伤及经筋等。其症状日久由气及血，或病久入络，留瘀于眼部，经筋失畅，而显眼皮跳动。应予以活血化瘀。中药可用桃红四物汤加三七粉，严重的可用血府逐瘀汤等。

针灸治疗，可取合谷、血海、膈俞，点刺出血。亦可在面部或有血络显现处刺络放血。可用灸法。

补益肝肾为五要

眼肌痉挛，还可能是肝肾不足，阴虚火旺，肝失水涵，致使肝阳上亢，化风作扰。临床可见眼皮跳动幅度偏小，甚至是蠕动，病情久延，或年龄偏大等。其舌苔薄少，或舌红无苔，口咽干燥，眼部干涩。可用滋补肝肾，兼以平肝潜阳法。中药多用杞菊地黄丸、明目地黄丸等。

针灸可取肝经太冲，肾经太溪、照海、复溜等穴，针刺以补为主。

调补气血为六要

一些患者的眼皮跳动，往往因于病后，或产后，或伤后失血之伴发等。还有部分患者，伴有长期的慢性疾病。临床可见患者眼皮跳动较慢，时作时止，或多为蠕动、颤动，面色萎黄，疲乏无力，精神不振，舌淡或苍白等。

此病症多为机体虚弱，气血不足，眼肌失养。治疗宜补益气血为先。可选八珍汤、补中益气丸、人参养荣汤等。

针刺可选百会、足三里、脾俞、气海、关元等穴，用补法。可加灸。

此外，平时要多加休息，不宜过劳。少食辛辣之品。少用电脑，不用眼过度。

平时可做一些轻微的面部以眼周为主的自我按摩，以指腹轻轻按摩为主。其穴位可选阳白、四白、睛明、太阳、丝竹空等，还可配合手部的合谷穴、颈部的风池穴等。

眼睛易劳，眼皮易动。眼皮娇嫩，眼病多作。因此，正确用眼护眼，适当治疗，可以有效地防止眼皮跳动、眼睑痉挛等症的发生。

十七、青光眼临床针灸体会

青光眼是由于眼内压升高而引起视神经乳头凹陷、视野缺损的病症，为眼科常见病，给广大患者尤其是老年患者带来较大的痛苦。近年来，青光眼的针灸临床研究取得了新的进展，我将多年的针灸治疗经验与体会总结归纳为以下七法：一般针刺法、辨证施治法、奇穴针刺法、耳针体针合用法、冷灸法、针灸合用法、针药合用法。

（一）常规针刺，临床多用

分为眼区穴位针刺法、非眼区穴位针法及远近配穴针刺法。

1. 眼区穴位针刺法

选取眼周局部穴位太阳、攒竹、阳白等穴，可起到疏通经络，调和气血，改善虹膜血运及瞳孔括约肌功能等作用，以降低眼压。

2. 非眼区穴位针法

以远端取穴为主，从血瘀辨治，采用活血通络、导气降逆的治疗原则，取穴：膈俞、肝俞、肾俞、风池、天柱、三阴交、行间（均双侧）。每周3

次，每次留针 30 ～ 40 分钟，20 次为一疗程。

部分患者经一段时间治疗后，眼压可下降至正常范围。

对瘀血所致的眼球胀痛、刺痛，球结膜血管末梢有瘀点，舌系静脉怒张，皮下紫癜，肌肤甲错等有理想效果，并且可明显降低高血压，改善头痛、恶心、眼球胀痛、视物模糊等症状。

3. 远近配穴针刺法

此指局部取穴与远端取穴相结合的方法。局部取穴常选睛明、瞳子髎、四白、太阳、印堂、风池、攒竹，刺法用平补平泻法；远端取穴光明、行间、合谷用泻法，肝俞、肾俞、足三里、三阴交、太溪用补法。结合应用可明显改善眼球胀痛、视物模糊、头胀头痛等症状，且降压效果稳定，能够不同程度地提高患者视力。其针刺机理可能是通过调节血管平滑肌紧张性，从而有利于房水排出和循环，达到降低眼压的效果。

（二）辨证针刺，治本循宗

从中医辨证论治角度将青光眼分为肝肾亏虚型和脾虚湿盛型。肝肾亏虚型治拟补益肝肾，穴取太溪、光明、行间；脾虚湿盛型治拟健脾化湿辅以平肝，穴取足三里、三阴交、行间。手法以捻为主，提插为辅，每穴至少运针2 分钟，留针 20 分钟，留针期间及起针以前各行针 1 次。每 2 日治疗 1 次，可有效控制眼压。

（三）奇穴针刺，经验依从

取奇穴"三睛穴"，即："明睛穴"（风池穴内侧约五分压痛处）、"亮睛穴（风池穴外侧约五分压痛处）、"回睛穴"（风池穴下方约五分压痛处）。肝胆实热：配睛明、阳白、丝竹空、翳风；阴亏火旺：配瞳子髎、丝竹空、血海、肝俞。上述属于奇穴的"三睛穴"皆选 40mm 的毫针，采用泻法，三穴皆直刺 1 寸左右。在探找此三穴压痛点定穴之时，对压痛最明显的穴位则用较强刺法。压痛越明显，刺激量越大。如体弱多病，可用平补平泻手法，防止晕针。

（四）耳针结合，治眼有功

针对原发性单纯性青光眼亦可采用体针配用耳穴方法。体针主穴：风池、合谷、足三里、睛明或攒竹。头痛时加用头维或太阳，睡眠不好时加内关，女性患者加三阴交。耳针穴位：交感、神门、皮质下、肾、肾上腺、心、肝、内分泌、眼。每次取 3 ～ 5 穴。针刺每周 3 次，连续治疗。眼压稳定后维持治疗，每周 1 ～ 2 次。手法：轻刺激，四肢不留针，头面部留针 30分钟。眼压可下降达到正常。如性情急躁，目赤眵多，可于耳尖处放血。每次在耳尖处先搓揉 3 分钟左右，然后常规消毒后，用刺血针头点刺 3 ～ 5 下，再适当用手挤压出血。如出血量不多，可以用湿酒精棉球擦拭，以增加出血量，待出血自行停止为度。

（五）冷灸施治，新裁别重

冷灸的冷灸源有两种：一种是自制冷灸源；一种是有冷灸功能的仪器。

1. 自制冷灸源冷灸

自制冷灸源即用常规较粗的吸管，横放于盛放自来水的饭盒中，放于家用冰箱中冷冻。将冰箱制冷温度控制在 –10 ～ –18℃之间，制成冰柱吸管备用。使用之时，手持内有结冰的冷冻吸管，一端垂直置于眼周穴位上施以冷灸。边灸边用手指挤推吸管内的小冰柱，尽量使小冰柱直接接触有关穴位。每次每穴冷灸 5 分钟左右。此法的好处是自制冷灸源较为方便，也无任何不良反应。患者在家就可以自制自灸，随制随灸。

常用的穴位主要有太阳、阳白、四白、风池、印堂、鱼腰。每次取 2 ～ 3穴，1 周为一疗程，可以应用 3 ～ 4 疗程。

2. 半导体冷治疗仪冷灸

使用时按照仪器说明书，对相关穴位进行冷灸操作。

其相关取穴、疗程如自制冷灸源冷灸。其冷灸的输出温度：第 1 疗程灸温为 –5 ～ –20℃，每次 20 分钟；第 2 ～ 3 疗程灸温为 –5 ～ –10℃，每次 30分钟。

（六）针灸合用，迷效春风

针灸合用可提高治疗青光眼的效果。主穴：睛明、球后、阳白、合谷（双）；配穴：承泣、四白、养老、太溪。每次根据青光眼病情之需要选取3～5穴，行针刺与艾灸结合。可以采用两种形式治疗：一是针刺后加艾灸；二是施行温针灸。要注意面部艾灸时防止烫伤。

（七）针药双雄，目光明炯

针药合用对急性青光眼患者具有较好效果。青光眼患者以肝胆湿热、肝肾阴虚型偏多。因此，主要针对此两型进行针药合用施治。临床分型为肝胆湿热型的，以龙胆泻肝汤为主，其用药可选龙胆草、山栀子、黄芩、柴胡、赤芍、车前子、生地、菊花等。对于肝肾阴虚型，以明目地黄汤为首选，其药如生地、泽泻、茯苓、山药、萸肉、枸杞、甘菊、当归、石决明、白蒺藜、丹皮、茺蔚子、石斛等。水煎服。重症者每日两剂，分4次服用。待症状缓解后每日服用1剂，酌情分2～3次服用。

当针药合用之时，其针刺穴位应适当减少，例如主要选取睛明、太阳、球后、四白、风池、合谷、养老、太冲等穴，每次选3～4穴。手法用常规刺法，即实证用泻法，症状重急者重泻，虚证补泻兼施。

近年来，针灸防治青光眼临床研究取得了一些新的进展。新法纷呈，诸法并举，中西并用，突出中医针灸优势，疗效也得到提高。但是，随着老龄化社会的到来，老年性青光眼患者逐年增加，针灸对本病的现有研究还不能完全适应临床治疗需求。临床研究还有许多问题要解决，如要加强机理研究，设立一定的针灸疗效标准；针灸治疗本病的选经、择穴、组方及其手法应用规律的总结；加强针灸对本病治疗方法、作用机理的研究等，以为临床睛光眼的治疗提供更加科学、实用、规范的针灸治疗方案。

十八、基于经络脏腑理论"辨贴"临床经验

本人在长期中医外治贴敷临床实践中积累了较丰富的"辨贴"临床经验，

应用于临床，每获良效。还针对既往临床贴敷存在的诸如部位局限、经络效应未能充分兼顾、重于表轻于里、脏腑辨证应用不够等问题，总结和提出应基于经络脏腑辨证理论施行贴敷的临床经验。

兹将"辨贴"临床经验总结介绍如下。

（一）基于经络脏腑理论"辨贴"经验临床背景

中医贴敷疗法，即以中药为主，通过一定形式的传统炮制加工过程，制成糊剂、粉剂、膏剂等，贴敷于体表或一定穴位上，以达治疗与保健目的的外治方法。本法作为中医传统外治方法，应用历史悠久，简便易施，少有痛感和损伤，疗效较好。

现今贴敷疗法虽然呈现多样化趋势，但总体来讲，基本上仍沿袭传统，在贴敷部位上，主要是以皮肤局部，特别是腧穴部位为主；在贴敷用药上，主要是将有关中药制成一定的剂型以刺激皮肤及腧穴；其作用机制主要是药物通过经络反应产生对机体的调整作用。通过对既往贴敷研究，发现其有诸多不足，主要表现为贴敷部位较局限，多以病位及"以痛为输"为主，经络效应未能充分兼顾；贴敷重于表轻于里，脏腑辨证应用不足等。基于前述，特分享"辨贴"方面的经验。

（二）基于经络脏腑理论"辨贴"经验主要内容

1. 经脉辨证为纲，循经贴敷

人体手足三阴三阳经，有相应的循行路线，贴敷于经脉循行路线上可以在一定程度上诱发感传，增加疗效。经脉的整体作用很重要，要辨手足之别、阴阳之分、上下之异、经脉所通、贴效所及进行贴敷。外经病、疼痛病、运动病、阳经病等，以阳经贴敷为主；虚寒病、神志病、阴经病等，以阴经贴敷为主。对于慢性背腰部筋膜炎所致的背腰部僵硬，持续隐痛，活动不利，既往多取疼痛部位贴敷 1 ~ 3 贴以消炎止痛，但此种贴敷方式贴敷数量较为单薄、贴敷部位相对分散，往往效果不佳。根据经脉辨证为纲，循经贴敷经验，背腰部筋膜炎疼痛部位属足太阳膀胱经，应循足太阳膀胱经第一侧线、第二侧线进行贴敷，既可针对病痛扩大贴敷范围，又能循经激发本病所及的足太阳膀胱经经气，提高疏通经络、柔筋止痛效果。贴敷密度依据病情程度与病程长短等而定，对于病势急者，则施以密集贴敷，即在病痛部位足太阳膀胱经所有腧穴，甚至在无穴区段进行贴敷，形成"长龙状"，上、中、下各区段贴敷少则 3～5 贴，多则 5～6 贴，或足太阳膀胱经背腰部双线贴敷成"双龙状"；对于病势缓者则作稀疏贴敷，即在足太阳膀胱经本区段几个最主要的腧穴进行贴敷，无穴区段不贴敷，呈断续状贴敷。如此循经贴敷，更易激发经脉经气，发挥经脉的整体作用，取得良好的临床疗效。

2. 经筋辨证为基，多纬贴敷

十二经脉，皆有经筋附属，经筋病候，其治各异。明代马莳《灵枢注证发微》曰："各经皆有筋，而筋又有病，及各有治法。"贴敷要注重经筋理论的应用，正如明代张介宾提出："十二经脉之外，而复有所谓经筋者，何也？盖经脉营行表里，故出入脏腑，以次相传；经筋联缀百骸，故维络周身，各有定位。虽经筋所行之部多与经脉相同；然其所结所盛之处，则惟四肢溪谷之间为最，以筋会于节也。筋属木，其华在爪，故十二经筋皆起于四肢指爪之间，而后盛于辅骨，结于肘腕，系于关节，联于肌肉，上于颈项，终于头面，此人身经筋之大略也。"经筋与解剖学的肌肉、肌腱、软组织等相关，故关节病、软组织病等多应用经筋理论进行贴敷。经筋分布多呈集束状、条状、膜状、面状、迭层状，关节更是经筋分布的重要部位，《素问·五脏生成》曰："诸筋者皆属于节。"因此，为达到最佳贴敷效应，关节病之贴敷应根据经筋分布特点呈多集束状、密集性、多纬状敷贴。关节是经筋会聚之处，特别是膝关节，是经筋最为集中的部位。所谓"筋会于节"，实际上主要是指经筋会聚于膝，经筋呈网状或叠瓦状多维分布。膝关节病痛，既往贴敷方法主是在最为疼痛处贴敷，往往疗效不佳。基于经筋多维分布之特点，除了痛点以外，还在膝关节周围的前后左右进行多维贴敷，可以最大限度地调节维络关节的经筋而发挥作用。

《类经·十二经筋结支别》亦云："筋有刚柔，刚者所以束骨，柔者所以相维，亦犹经之有络，纲之有纪，故手足项背直行附骨之筋皆坚大，而胸腹头面支别横络之筋皆柔细也。"经筋分类不同，功能属性有别，手足三阳经行于肢体外侧，其筋多刚；手足三阴经行于肢体内侧，其筋多柔。因此，对于阳经经筋病，贴敷量宜大，其药性应较烈、较猛、较强，在药物方面应选择药性较为辛烈、峻猛之品，如川乌、附子、大黄、麻黄、细辛、乳香、没药、桂枝、虫类药组成基础方；阴经经筋病（柔筋），贴敷量宜少，其药性应较柔、较弱、较缓，选择如龟板、鳖甲、桃仁、红花、知母、黄柏、牛膝等药物组成基础方。

3. 络脉辨证为目，分野贴敷

疾病留滞于络，或病久入络，络脉瘀滞。《灵枢·经脉》曰："经脉十二者，伏行分肉之间，深而不见；其常见者……皆络脉也。"《灵枢·刺节真邪》曰："此必有横络盛加于大经，令之不通，视而泻之。"《素问·皮部论》曰："凡十二经络脉者，皮之部也。"因此，十二皮部是十二经脉及其所属络脉在皮表的分区，是十二经脉之气的散布所在，也是络脉与孙络（浮络）之所在，中医贴敷的部位主要在皮部。《灵枢·脉度》曰："经脉为里，支而横者为络，络之别者为孙。"因此，贴敷时需注意络脉辨证，把握络脉病候以及血络病机，同时注意贴敷药物与贴敷部位的选择。

络脉分野贴敷，大体分为三种形式，一是基于络脉理论贴敷。贴敷于络脉，络脉包括十五大络（手太阴肺经络穴列缺、手阳明大肠经络穴偏历等12络穴，加上任之络穴鸠尾、督脉络穴长强、脾之大络大包）。二是基于血络理论贴敷。血络是体表显现的小血管充盈状态。血络显现，表明局部络脉阻滞，气血不畅，多在皮肤有浅表小血管簇集、充血、怒张、盘蜒，甚至局部出现肤色发暗等，是贴敷的重点部位。鉴于病久络滞、络瘀、络壅等，贴敷用药多为行气通络、活血通络、祛寒通络之品，例如肉桂、桂枝、三七粉、地龙、僵蚕、全蝎等。其三是基于皮部理论。《素问·皮部论》指出，十二经脉各有皮部，而络脉皆分布于各经所属的皮部。因此，对于皮肤或经脉、内脏疾病可取相关皮部贴敷治疗。例如瘙痒、神经性皮炎等皮肤疾病，以及咳嗽、气喘、咽痛等，可以取手太阴肺经皮部帖敷；胁痛、急慢性胆囊炎、肝病等，可取足厥阴肝经、足少阳胆经皮部贴敷等。

以上络脉分野贴敷的三种形式，临床可以单独贴敷应用，也可以酌情配合贴敷应用。

4. 疾病辨证为翼，择要贴敷

十二经脉皆有病候，十二经脉及其所属脏腑的生理功能发生异常时会在经脉上出现相应的证候。因此，表现于经络的病候，或是反映局部病证的外经病候，或是反映内在病变的脏腑病候，往往还可兼见。《灵枢·经脉》中，分为"是动病"和"所生病"两部分。基于此理论，结合西医学认识，可将贴敷应用于疾病的治疗。基于今之临床以病痛处贴敷治标为主的现状，提出将辨病纳入辨证的大系统之中，辨证与辨病结合，将现代相关影像学、病理学、临床生化学等融入辨证之中，综合参考病症、病理及其他相关临床检查指标，进而确定贴敷的具体方法。颈部影像学检查显示颈椎退变或椎间盘病变且影响脊髓的颈椎病患者，其症状以颈部僵硬、俯仰不利为主，甚至身体单侧感知障碍，有时也会有运动障碍表现，《素问·骨空论》曰："督脉为病，脊强反折。"《灵枢·经脉》曰："督脉之别，名曰长强，夹膂上项，散头上，下当肩胛左右别走太阳，入贯膂。实则脊强，虚则头重，高摇之，夹脊之有过者，取之所别也。"病位主要在督脉，应选督脉为主贴敷。对于以上肢麻木、无力等症为主的颈部韧带、肌肉病变，应以三阳经为主，要辨其所涉及的手三阳经之不同而贴敷，即桡侧痛麻无力行手阳明大肠经腧穴贴敷；尺侧痛麻无力行手太阳小肠经腧穴贴敷；对于少数有前臂外侧中间症状的，也可行手少阳三焦经腧穴贴敷。

在贴敷药物选择方面，可根据颈椎病的辨证归经不同，加上相应的引经药或针对病理变化之中药。如涉及督脉之颈、背、腰之脊椎病变，沈金鳌《杂病源流犀烛·督脉病源流》主张用荆芥、羌活、秦艽、附子、细辛、黄连等药研末贴敷以总治督脉病。对于颈椎病项强、厥冷、冒风者，可应用中成药如藿香正气散、苏合香丸；头重者，加用川芎茶调散、白芷丸等方研末调制贴敷。

5. 脏腑辨证为本，特定贴敷

根据脏腑的生理功能和病理特点，辨别脏腑病位及脏腑阴阳、气血、虚实等变化，为贴敷治疗提供依据。临床诸科病证，特别是内脏疾病，应多应用脏腑辨证方法，尤其是内伤杂病。故贴敷要以脏腑辨证为本，穴位多选用脏腑的背俞穴与其他特定穴。临床上也要注意辨证，选择重点进行贴敷。贴敷药物配伍、部位选取、时间长短要根据脏腑寒热虚实情况进行变化。脏腑辨证之实证，贴敷要以祛邪药为主，刺激量相对要大；寒证，贴敷要以温热药为主，贴敷部位要以阳经为主。实证、寒证，贴敷时间相对较长。对于虚证，要以补虚药为主，根据气血阴阳之虚的不同而伍药，要以肝经、脾经、肾经、任脉为主贴敷；热证，要以相对平和的清热之品为主，以阳经及督脉穴为主贴敷。虚证、热证贴敷时间相对较短。

注重根据脏腑病位变化贴敷。若脘腹胀满疼痛、拒按，厌食，嗳腐吞酸，或呕吐酸腐食物，吐后胀痛得减，或肠鸣腹痛，泻下不爽，便臭如败卵，或大便秘结，舌苔厚腻，脉滑或沉实，证属食积胃肠，可用加味保和丸合木香顺气丸研末，选取足阳明胃经腧穴以及中脘为主贴敷；若心悸怔忡，失眠多梦，眩晕健忘，面色萎黄，食欲不振，腹胀便溏，神倦乏力，舌质淡嫩，脉细弱，证属脾气不足，心失所养，可用人参归脾丸方药研末，选取足太阴脾经、手少阴心经及心俞、脾俞穴为主贴敷。对于属于脏的病证，除了贴敷其所属经脉腧穴以外，还可贴敷其背俞穴；对属于腑的病证，除了贴敷其所属经脉腧穴以外，还可贴敷其募穴。此也是阳病求阴、阴病求阳理论在脏腑疾病贴敷中的具体应用。注重根据疾病病势变化贴敷，依脏腑病势轻重缓急而施不同贴敷之法，对于急性脏腑疾病，因病势重急，多用峻猛性烈药物贴敷；病势较缓者以温平调和之品缓图。疾病由轻到重，药物配伍应由平和之药性向相对峻猛之药性转化；反之，疾病由重到轻，药物配伍也应由刺激量较大之药性向刺激量较小之药性转变。

注重组织器官变化贴敷，由于脏腑与五体、五官及五液、五华等在生理病理方面存在联系，对于这些病症，临床也要选择相应的背俞穴、五输穴、募穴等为主贴敷，兼顾病变的组织器官局部贴敷。

小结

"辨贴"临床经验是以经脉、经筋、络脉、脏腑辨证等基础理论为指导进行辨证贴敷，贴敷药物选用气味俱厚、芳香走窜、适当辛温类药物，以多效聚合、辨证化裁等为选药原则，以达到最佳的贴敷量效比。

第四章

新奇特验案举隅

一、刺络拔罐愈头痛案

有一天，一老友找我，述头痛如裂，一周未能入睡。其病发于一周前。因其当时工作忙碌，待回家时天色已晚。而其时交通不便，便顺搭一有拖斗的手扶拖拉机。待行驶至距家不远时，让司机略为减速，便纵身一跃，跳车而下。那手扶拖拉机也即迅速开走了。其家就在公路不远处。不知过了多长时间，其家人听到不远处的公路上有人群吵嚷之声，便寻声朝人群走去看看，见有人昏倒在地，而被众人围观。再走近一看，还是家里夜归之人。赶紧唤醒，搀扶回家歇息。也许是跳车时的惯性，使其后脑着地，醒来后虽无其他大碍，但头痛如裂，日夜不能入眠。影像学检查皆未见异常，用各种止痛剂均无效。

其时，正值冬天，天寒地冻。其人显然是脑外伤所致的脑震荡。诊时我考虑到脑内有瘀血，遂让其服用活血化瘀中药，以通窍活血逐瘀汤、血府逐瘀汤为主。数日治疗，一点未见疗效，头痛依然。既然服用中药无效，那我又重新仔细诊查，以便调整治疗方案。临证诊查中突然发现后脑勺有一处按之软软的、鼓鼓的，约有小巴掌大小。显然，此是当时重重摔在地上后脑着地之处，致使枕部皮下小面积出血。遂嘱其去理发店，剃去头发。让其剃成光头，主要是便于治疗。我即用三棱针在头皮血肿局部点刺放血，并予以拔罐。只见黑乎乎的瘀血由刺孔中呼呼地吸入罐中。其头痛即刻减轻，当晚就酣然入睡。次日，又重复刺络拔罐一次。并用适量的云南白药，黄酒调后局部外敷。该患者第二天头痛基本消失。

按语：

1. 此案说明，其刺效奇，诊察到病灶，对症治疗，收获甚佳。患者后头部有瘀肿，局部瘀血刺激，头皮下内压力增加而出现疼痛。病不在脑内，而在脑外。如果仅用活血化瘀之类的中药治疗，会有一个漫长的治疗过程，其后也许会有效，但其病程与治疗的时间会拖得很长。而找到颅外血肿之病源，局部刺络，瘀血一放就没有什么大问题了，这样，治疗来的直接，起效快，效果好，也省得患者长期治疗，也有卫生经济学效益。

对于急性病，急则治其标比缓则治其本容易得多，因此对于一些感染性的、瘀血性的疾病，要及早诊断，及早治疗。此案也说明，无论任何情况下都要认真做好体格检查，不能光看 CT、核磁等影像学检查片子，看起来可能这些检查结果皆无异常，骨头也无损伤，可是如果不做亲自检查，难免会遗漏第一手病情资料。临床上一般不要轻易停留于非亲手诊查的病历资料记录上，以临床第一手诊查为好。至于第三方检查资料，只供自己临证参考，而不是代替医生自己的亲历诊查。本案如果不是第一手检查所诊，患者的疼痛之因之灶是难以发现并祛除的。

2. 曾有一类似教训值得一提。我在南京有一个老同事，其子得了黄疸，在南京的一家著名的大医院检查发现胆囊、胰头处阴影增加。其母是这家医院护士长，遂请腹外科会诊，其结果考虑为胰头癌，立即住院手术切除，同时做十二指肠、部分胃等内脏组织切除，并做腹腔周围淋巴结清扫，足足花了大半天时间。不知是救人心切，还是权威专家对疾病诊断过于自信，手术中也未送快速病理活检。一周后病理报告才出来，提示：胰腺头部异位增生，而不是胰腺癌。这一切，为时已晚，后悔也来不及了。一位刚刚 20 出头的小伙子，只因怀疑癌症而被切除了腹腔内较多的重要脏器组织。从此身体虚弱。

此病例，其误诊误切误治问题的出现，就是仅由普外科诊断，单凭体征与 B 超检查，没做 CT、核磁等检查，也没有做及时快速活检，更没有系统分析及多方面综合检查。说到底，就是医生没有做第一手确切诊断。要相信综合检查的第一手诊查结果，不要轻信或迷信所谓的第三方"专家"诊断。

二、原因不明胃绞痛案

20 多年前，家中有亲戚因患急症，让我帮助联系某省级医院病床。

详询方知，此患者半月前出现胃痛，在区人民医院治疗。经治不但无效，病状还与日俱增，逐渐加剧。后发展为绞痛，痛得豆大汗珠滚落，大声呻吟不断，整个病区被吵得不得安宁。遂请省级专家会诊。B超、胃镜等几乎能想到的检查都做了，但均未发现明显异常。治疗连续用超大剂量的杜冷丁止痛都不能缓解。三级专家会诊后的结果是：痛因不明，剖腹探查。并且，假如剖腹探查也无异常发现的话，要么试作将胃切除，要么不治听命。

考虑当地医疗条件不如省城，就由急救车载两名医护送来我所在的医院治疗。

这天傍晚时分，患者如约而至。急救车上的患者，虽挂满吊瓶，但仍呻吟不断，脸色憔悴。因考虑到省院相关诊查要在次日进行，遂嘱将患者接至家中，也好让一直劳累的司机及陪护稍做歇息。我随救护车一同回去。

途中见有中药店，遂下车进去即拟方开具两副中药。回去亲自将两副中药一起煎煮，以使浓度增大。守护中，同时给患者针刺内关、期门、中脘、足三里。不一会儿，耳闻见其呻吟声渐小，不知不觉患者竟然慢慢睡着了。此时将长途一直随治的输液器撤去。翌晨，其亦未有疼痛呻吟，又加一服药，观察三天，均未复发，一周后无痛而归。

诊治分析：

在去往我家的途中，见患者叹了两口气，即明白此病与肝气郁结有关。肝气犯胃，气滞不畅，不通则痛。而且15天的检查都未见异常发现，表明其为功能性疾病的可能性很大。若西医剖腹探查，仍无异常发现，则后续方案是要切胃，此确实是件可怕的事情。实际上拟方是以加味逍遥散方组成为主，疏肝理气。剂量增加一倍，又加内关、期门、中脘、足三里针刺，针药合用，内外治结合。内科病痛，要以理气疏调为主。胃痛始终应以疏肝理气为大法。内脏疾病，百分之七八十与肝气郁滞，不通则痛有关。这种患者对痛比较敏感，越是难治或治之无效，则肝气郁结越是明显，反过来也会加重病情。因此内脏病痛，比如肠绞痛、胆绞痛甚至心绞痛等，都遵循此原则。即便是心绞痛，看起来是冠状动脉痉挛，或是冠状动脉阻塞、缺血，但其发病，往往与生气、激动或是近期情绪不佳有关，予以疏肝理气，适当再依辨证化裁，恰当调理之后，很快就能缓解病痛。

三、叠加针刺量治疗口噤案

某日，有患者来诊，主诉其口难张，勉强开口仅如鸟嘴之状，羔延3月有余。进食困难，每天仅能进食流质，即用吸管吸取稀汤，用筷子捣送面条。

病发于三四个月前的某一天清晨。当日晨起，突然发现其口难开，遂去北京某著名医院口腔科。经外观检查无异，唯不能正常张口。口腔内检查，因嘴巴只能开启一条小缝如鸟嘴状而不能配合，遂改用开口器检查，结果出现前牙松动亦不能使口张开。于是，口腔科提议其到神经科诊治。

神经科检查亦未发现任何异常，开具谷维素、维生素调治，并建议去骨科诊治。

骨科考虑肌肉痉挛，用肌松药无效。

又回到口腔科，口腔科与骨科会诊，提出治疗方案。口腔科指出：因三叉神经下颌支主口，所以要采取神经阻滞治疗，或将神经切断，但是这样会导致面瘫且不可逆；骨科提出将其下颌关节锯断，但那样以后就合不拢嘴了，患者均拒绝。

其后，该患者跑遍京城各大著名中、西医院，遍试中药、针灸、按摩各项治疗方法，结果皆以失望而告终。

历经三四个月，体重减轻了30多斤。

后经人介绍来诊。自诉这是本病就诊的最后一站，也或许是人生的最后一站，看得好就看，看不好就等死。来诊当日患者很多，只给其开了中药方，并安排其找床位，给其作常规针刺治疗，看是否能缓解。

患者说："大夫，这样治疗的话，您治不好。"

"我还没治您怎么就知道我治不好？"我说。

"以前的大夫也是这样治疗的。"患者告知。

我视其以前针灸处方，果然如出一辙，或有其同样的治疗立意与针刺处方：地仓啊、颊车啊……

"我今天患者多，现在没法给你用其他办法。这样吧，你明天下午过来，我明天下午不当值，专门看你一个人。"

患者还挺听话，第二天下午果然如约而至。科室很清闲，找来 3 个大夫，取其太冲、合谷，进针得气后，四个大夫分别对左右手的四个穴位同时捻转。

就在一起捻转的刹那间，患者大叫一声，其嘴瞬间张开！

此时，患者号啕大哭……

问其怎么了？是否疼痛？

患者述之，因喜极而泣，半小时不止……

待病者走后，科室数位大夫追问其治理。

我述道：本病应该考虑为口噤范畴。

古人讲口噤，大体有两种：一种是噤口痢，出现痢疾的同时，还有恶心呕吐症状者；另一种是肝风内动，肝阳上亢，不能讲话。

想起大学期间在图书馆查资料时读过一本书，那还是一本"文革"期间出版的资料，讲的是用"赤衣针"，治疗精神类疾病。其赤衣针，实际上就是农村缝制草袋、编织、裹粽子等用的很粗的铁针。其形状一头尖锐，另一头带有穿麻线针孔的粗端。对精神类异常的患者，可能是因其刺激量够大而曾被用作特殊针具。而现今这个患者为正常人，再用这样的"赤衣针"法显然不行。但前述针法重刺激量之理有一定道理。如何既有重刺激量而又不让患者畏惧接受治疗呢？这是我思考的问题。

能否将一穴一针的重刺激量分解为多穴多针的刺激量呢？于是，就想到将其刺激量分解，针具变细，合力叠加的治疗方法。

因此，遂选太冲、合谷，因其一名双穴，左右侧共四穴。太冲为足厥阴肝经原穴，且足厥阴肝经到达头部颠顶，可疏肝理气，调节情志。合谷为手阳明大肠经原穴，是治疗面口部疾病之要穴。足厥阴肝经、手阳明大肠经，皆环绕口唇，治之以疏通口部经气。合谷、太冲，古人称其为四关穴，牙齿也属牙关，口噤是否跟牙关有关，开四关是否包括开口关？我想应该是可以的。于是便作施术而奏效。

为何其前诸位大夫治疗无效？主要是未能将其针刺刺激量在某一时间内予以叠加而发挥瞬间爆发效应。好比要推动一辆停驶的小汽车，一个人肯定推不动，假如几个人一起用力推，合力的作用就会将小汽车推动。本病例临床治疗，也是类似道理，从而使疗效提升而发挥量变到质变作用。

翌晨，昨日下午治疗刚使其开口的患者复来医院，透过清晨暗淡的廊灯，隐约又见其坐在诊室门前座椅上。我心里顿犯嘀咕，其病是否又犯了？如再犯可能我就无能为力了。我充满疑惑地问道："不是把你嘴给你张开了吗？你怎么又来了？"

患者说："很难为情，昨晚一夜未眠……"

问其为何未睡？

患者述之："因口噤而开，不知是高兴，还是久未进美食而口馋，昨晚顿食两斤肉。食后脘腹胀痛，消化不良，整夜不能入眠……"

不由得分想，即取了压舌板，让其去厕所间将舌一压，患者"哇"地吐掉了，无药无治而症状旋解。

几天后患者送来一张半壁墙大的感谢匾额……

按语：

1.其他医生用而不效的方法尽量少用；可能有忽略的病状与诊治细节，如果加以注意，往往会成就临床效用。大家合力推轿车的原理更有助于理解杂合以治的方法。四关穴，在四肢末端，除了穴理之外，刺激量较大，而且在大脑皮层有抑制作用是其取效关键之一；此对一些中风急症之苏醒、肝阳上亢之平肝等，皆有很好的治疗作用。同时，尽量不要在病痛或病灶局部及需要运动之处取穴，例如本病例如果在嘴上扎针，他还敢张口吗？此时远道取穴，效果较好。

2.碰到特殊病证，不要墨守成规，人家治而未效之法，也就是你的教训，就是为你付出的学费，这种弯路不要再走。

3.一种思路，发散性思维，多可在山重水复疑无路之时，出现柳暗花明又一村之景。没有办法可以想到办法，从一种办法推论之，可以想到更多办法，简单治法可以配合复杂的办法。思路很重要。科研、临床都要有举一反三的能力。

四、艾灸回阳救急中风脱证案

2000年元旦，患者因中风后吐血、便血半夜远程电话求诊。

患者一周前，因高血压轻微脑血栓住院一周，诸症状缓解，准备当日出院回家度元旦。正在办理出院手续准备离院之际，患者去了一下厕所，突然发现小便不能解出。院方即让护士长亲自导尿，不料导尿后出现尿血不止，旋即发生休克。院方即做 B 超检查，发现血蓄膀胱，诊为失血性休克伴膀胱淤血蓄积。急安排输血、抢救、手术。未曾想到，患者病情急转直下，于元旦当日凌晨 2 点，先吐血，后便血，广泛部位消化道大出血，经大剂量抗凝药后，出血难止，加之膀胱手术，就成了广泛性、应激性消化道溃疡性大失血，各种方法用尽，均不见效，血压持续下降，几乎测不到血压了。医院让尽快准备，不然不能活着回家了。家属急忙让患者穿上送终衣服，准备后事。

但全家人心也有所不甘，还仍存一线救命希望，即在远隔千里外远程电话求诊于我。

电话之时，患者已经手脚发凉，神志昏糊，听到走廊里哭声一片。

遂问其是否还有神志？答曰神志恍惚，但大声呼唤时还是有所反应的。嘱其看舌是红还是暗？答曰略淡红。当即口述药方，嘱其千万在 1 小时内将药灌进。其肢体发凉多是由远端到近端，逐渐发凉发僵，手脚发凉到整个身体发凉、发僵，时间不会太长，再迟可能就整个身体血液凝固而无救了，故抢时间很重要。

寻药同时，命患者家属两个人找两根艾条，一个灸百会，一个灸肚脐（神阙）。药未到，则灸不得停。中药在 1 小时之内，果然灌入。

他们觉得很奇怪的是，这 1 个小时之内手足发凉未向躯干部延伸，又过半小时后出血血色变淡，慢慢如洗肉水色，天亮时分，患者手脚开始渐温，血压逐渐上升，神志也慢慢清醒。

该院医生感到很奇怪，研究这个方子为何有如此奇效，一看很多药都是烧成灰的东西，就研究起来，最后的结论是，药灰是碱性，胃酸是酸性，酸碱中和，出血即止。我们中医不管什么酸碱中和，那更多的是用补气止血与收敛止血的方法。其方主要是用独参汤合十灰散，独参汤补气升提，又防止血压下降，气随血脱；止血以十灰散为主，意在凉血止血。患者舌质偏红，还是有热象的，故可用十灰散之方化裁。

按语：

此案说明了，不是说人已进入弥留之际就不能救了，而是只要辨证准确，拟方用药精准，传统的中医方法也能发挥起死回生的奇效。

为何用艾灸？保持体温，神阙自古有回阳救逆的作用，百会升举阳气，也提升血压。

五、数十载奇特过敏案

过敏，过敏！人人似乎都在谈论过敏。

此为一个特殊而又典型的胃肠道过敏性病例。

患者女性，63岁，北京石景山人。其主诉是长期慢性泄泻40余年。患者从不到20岁开始，每天泄泻约20次，从未正常过。目前面色萎黄，形体消瘦，语声低怯，皮肤松弛，精神萎靡，记忆力减退，体质与年龄严重不符，一年四季怕冷，夏季都穿着厚厚的衣服。舌质淡，瘦小，苔薄白，脉沉细弱，尺部尤弱。

曾经西医检查确认，为淀粉类食物所致的胃肠道过敏。其治疗除了给一些胃肠道对症性抗过敏药物治疗以外，唯一也是最有效的防治方法是终身避免食用淀粉类食物。故而她从20岁开始，从来不敢再吃米饭等淀粉类食物。即使吃其他食物，也都是先吃抗过敏药。持续了40多年，以致营养严重不足、身体衰弱、功能减退、骨质疏松等。

患者过去从来未想过看中医，只知道西药能抗过敏。而且西医大夫说，只有终身服用抗过敏西药，故也就从不间断地服用西药以抗胃肠道过敏。

临床四诊合参，辨其病机属于脾肾两虚，气虚及阳，精血不足，脏腑失养，形体不充。治法拟补益脾肾，温阳补血，填精养形。其治法是，中药以补中益气汤合附子理中汤为主化裁，配合针刺、艾灸治疗。内以药调，外以针灸，杂合以治。

两周后患者症状即开始好转。一个月以后，基本不再泄泻。两个月以后已基本恢复正常。特别令人惊奇的是，不管再吃什么淀粉类食物，胃肠道不过敏了，大米也照吃不误。用她自己的话说，迎来了迟到却明媚的人生春天！

按语：

1.脾胃健运，正气存内，可防治胃肠道过敏。本病例报告的是一个慢性过敏患者。然而，其过敏的器官很特别，是在胃肠道，过敏源是米饭等淀粉类食物，造成脾胃气血生化乏源，产生如此严重的营养不良，机体虚弱，因此又相继出现各种临床症状，在此基础上，又使机体功能更加低下而胃肠道过敏症状日增，形成一个恶性循环。经过中医中药、针灸治疗，胃肠功能得以改善，脾胃运化水谷能力增强，继而抗过敏的免疫能力也随之提高，从而使40多年的胃肠道过敏症状得以解除。这也说明，过敏，特别是胃肠道过敏，还与机体免疫功能，尤其是脾胃功能强弱有关。所谓"正气存内，邪不可干"，也包括健运的脾胃之正气存内，也可防治胃肠道过敏之邪。

2.临床过敏病症也与机体功能失调或低下有关。有关资料显示，我国过敏性疾病的发病率在30%左右。从年龄层次的分布来看，儿童的发病率要高于成人；往往呈现两头高的现象，即老少人群的过敏性疾病发病率或临床症状，往往高于或重于中青年人。据统计，全球的哮喘患者达到3亿人，过敏性鼻炎患者达到5亿人。过敏，已被世界卫生组织（WHO）列为21世纪重点防治的三大疾病之一。

临床一般性的过敏性疾病似乎病广症多，其病易为人们所认识、重视、干预。这些临床过敏病症多与机体功能失调或低下有关，即正气不足，免疫薄弱，易发过敏。然而胃肠道过敏，因为病位内在，症状易与其他相似的胃肠病相混，而往往为医患双方所忽视。因此，加强对过敏性的胃肠病的重视与正确的诊治，就显得十分重要。

本案之胃肠道过敏患者，只是饱受过敏性疾病痛苦的众多病患中的一员，也是过敏性疾病中的一种特殊类型。临床上胃肠道过敏症状并不少见，其病的久延或症状的加重，除了禀赋因素以外，更重要的还多与生活方式及治疗方式不当有关。中医针灸正确施治，特别是以健运脾胃为主的治疗原则与具体方法的应用，对于减缓或治愈临床症状、预防发病，具有重要意义。

3.胃肠道过敏性疾病主要病因与机理分析。一般过敏性胃肠道疾病的因素主要有以下几个方面。

（1）生活方式异常：既未"法于阴阳，和于术数"，也不"起居有常，不妄作劳"。"苍天之气，清静则志意治，顺之则阳气固，虽有贼邪，弗能害也，此因时之序"。

（2）过用化学药物：有违自然，伐由自生。"圣人传精神，服天气，而通神明。失之则内闭九窍，外壅肌肉，卫气解散，此谓自伤，气之削也"。

（3）精神情绪紧张：百病皆生于气，"怒则气上，喜则气缓，悲则气消，恐则气下，寒则气收，炅则气泄，惊则气乱，劳则气耗，思则气结"。

（4）饮食习惯不良："故美其食，任其服，乐其俗，高下不相慕，其民故曰朴"，"是故味过于酸，肝气以津，脾气乃绝；味过于咸，大骨气劳，短肌，心气抑；味过于甘，心气喘满，色黑，肾气不衡；味过于苦，脾气不濡，胃气乃厚；味过于辛，筋脉沮弛，精神乃央。是故谨和五味，骨正筋柔，气血以流，腠理以密，如是则骨气以精，谨道如法，长有天命"。

（5）居住环境变化：邪风外袭，"故风者，百病之始也，清静则肉腠闭拒，虽有大风苛毒，弗之能害，此因时之序也"。

对于胃肠道过敏，特别要提出的是，现今麻辣之风盛行，酒风四起未息，火烤熏炙有应，垃圾食物满目，膏粱厚味日增，如此等等，皆是胃肠道过敏的病因之列与症状持续之咎。

防治一般性过敏，减少胃肠道特定性过敏，除了日常常见防止过敏的因素以外，并要针对前相关问题而作相应调摄。

4.**胃肠道过敏性疾病临床防治与保健。**临床对胃肠道过敏性疾病临床防治与保健，还要注意以下几点：

（1）培补正气，抵御外邪：中医认为，正气的提高，是预防本类疾病的关键。所谓"正气存内，邪不可干"。

（2）适应自然，法于阴阳："夫自古通天者，生之本，本于阴阳。天地之间，六合之内，其气九州、九窍、五脏、十二节，皆通乎天气。其生五，其气三。数犯此者，则邪气伤人，此寿命之本也"。

（3）顾护阳气，卫外固表："阳气者，若天与日，失其所，则折寿而不彰，故天运当以日光明。是故阳因而上，卫外者也"。

（4）阴阳协和，阳密乃固："凡阴阳之要，阳密乃固，两者不和，若春无秋，若冬无夏，因而和之，是谓圣度。故阳强不能密，阴气乃绝；阴平阳秘，精神乃治；阴阳离决，精气乃绝"。

（5）针药协同，艾灸为先：针灸与中药结合，可以有效地控制胃肠道等过敏性疾病。艾灸是预防本病的良方妙法。古人说"保命之法，灼艾第一"。因此，平时要多用艾灸，内以调脏腑，益胃肠，外以御病邪，调经脉，则本病可愈。

愿天下过敏皆去，愿世人胃肠皆康！

六、内外并治大疱性皮肤病案

某日午时，有一老者因皮肤异常性病变求诊。

老者述自己是个"奇怪病症者"，其他大夫推荐他来求诊。来前在北京某著名医院住院 3 个多月，被诊为"大疱性皮肤病"。

老者将两腿一撩，着实吓人一跳。只见两下肢皮肤暗如黑鱼，粗斑重叠，状如鱼鳞（但又非为鱼鳞病）。下肢皮肤乌黑，敲起来叮咚作响。并让我给他 5 分钟时间去一下厕所，回来再看看他的腿。五分钟后患者回来，一看，竟然见到的是一个个黑洞，互相连成一片，深度很深，还向外冒渗液体。原为黑痂揭掉，经水冲洗后之样。

对于本病由来，患者补充道，两个多月前，腿上出现一个不明原因的溃破之处，接着流水不断，水流到哪儿，哪儿皮肤即迅速溃烂，形成了像现在这样一个个深洞。

北京某著名医院诊断为大疱性皮肤病，这是一种免疫缺陷病。西医主要是应用大剂量激素治疗。住院治疗了相当长一段时间，使用了大量激素，不但症状未得好转，出院时症状更重，腿部发黑，洞较以前更多。遂来此求请中医诊治。

我给其开了两张处方，一种内服，一种外敷，内服以健脾益气，化湿祛邪为主；外敷以活血化瘀，清热解毒为主，并泡去腿部甲壳状结痂。先让患者试用一周。如果有效，予以续治；如果无效，另寻他法。一周后，患者高兴而至。告知腿上病情好多了。

视其腿上变得鲜红稍偏暗，以前的洞现已长出肉芽组织。新拟药方，内服以燥湿化瘀，外用以收敛生肌。三周后病愈。

按语：

此案属中医外科病症，中医无本病及免疫缺陷症等病名。中医病因多论及的是风寒暑湿燥火。腰部以下，多为湿邪浸淫。此案所流之水，流到哪里烂到哪里，且一旦结痂，则厚厚的黑痂犹如龟壳、鱼鳞，此为湿中夹有瘀热，应以湿为主。化湿的同时应加炮山甲、王不留行，化瘀祛痂，加常用的外用药有蛇床子，燥湿之苍术、苦参，解毒之半边莲，再加对免疫功能有调节作用的白花蛇舌草，外用以五妙汤，内服以参苓白术散为主。内以健脾化湿以其治本，外以燥湿化瘀治其标。

依症寻法，此案法在何方？经云，"病在上者，手太阴阳明主之，病在下者，足太阴阳明主之"，此处，"太阴"为脾，治"阳明"在内科主要就是健运脾胃。

下肢其他病证，例如久治不愈的臁疮、下肢湿疹等皮肤病，也要如此举一反三，化湿为主，内以健脾，外以燥湿。

七、针药并用治疗皮肤出血高热案

某一寒冬的凌晨 2 时，患者因高热派车上门求诊。

救人要紧，即披衣登车前往。当时患者高热不退，神志不清，身上所有的皮肤绛紫，色如猪肝，无一块正常的皮肤。详询得知，该患者既往有十多年干燥综合征病史。一周前突发高热，就诊于北京某著名医院，检查除了干燥综合征指标之外，无其他异常指标，连血系指标也均正常。而肤色一天天加深，高热至 41℃，各项应急或对症处理均无效，且院方认为，患者危在旦夕。患者家属只好让其出院，夜间急来求诊。

考虑温病中"热入营血，斑疹隐隐"可能是温病血热所致。可能因为皮肤出血斑点过多，连成一片就会出现这种猪肝色。故其病机可能是热入营血，神明被扰。当即予犀角地黄汤三倍于平时剂量，并大椎、曲泽、中冲、委中放血。等至汤药灌下后不久，体温逐渐下降至 39℃多，皮肤的绛紫色亦慢慢变浅，天亮时分，患者体温 39℃，性命可保。一宿未眠，又开中药清营汤，续予针刺，取曲池、合谷、风池、血海、内关诸穴针刺。此时患者安静入睡。待至近午时分，其体温、肤色均恢复正常。其后数日，整个身体脱落了一层皮。

按语：

此案所患为血证之属。我们不能被其猪肝色皮肤吓倒。重温温病辨证，对于一些普通的出血，少气、乏力的，气虚出血，补中益气汤出入即可解决；女子月经过多、血小板减少性紫癜、再生障碍性贫血也属于气虚性出血，归脾汤化裁可以解决。而对于发热，甚至高热性的，比如吐血、呕血，也要用凉血，对于皮肤呈猪肝色的患者，就要用凉血止血法。

八、癌证指痛案

患者无名指红肿痛 3 月余就诊。

该男性患者经本院职工介绍来诊。述其手无名指疼痛，夜不能眠。检查：无名指远端两节肤色暗红，越往末端越是暗得明显，略肿，屈伸较为困难，且动作时疼痛加剧，且其疼痛波及同侧其他手指。羔起 3 个月之前。曾去北京一家著名大医院就诊，诊断为指头炎，治疗一周未效；改去另一家医院，诊断为灰指甲感染，治疗亦无效；又换去其他医院，诊断为甲沟炎，治之同样无效。其后又去往某著名的中医医院，诊断为气血瘀滞，用三棱针点刺放血，同样无效。我即让患者去我院照了一张 X 线片。X 线片提示：无名指远端两节指端骨皮质破坏。即予诊断为无名指远端两节骨癌。遂转去北京肿瘤医院诊治，次日下午就安排了截指。其后，患者来谢，说是我救其一命。不然，癌症转移，其命难保。

按语：

此案，前述数家西医或中医三级大医院，皆未能诊断出一个简单的手指癌症疾病，不是因为他们技术不行，也更不是相关医院仪器落后，而是其主诊大夫临床疏忽之误。我是如何想到用 X 线片检查的呢？一般对于头部、胸部、内脏、腰、腿等重要部位会想到让患者去做 CT 与核磁，而区区手指之痛，会认为没有必要去做上述检查，因而误诊并耽误治疗。

患者患指指甲略肿，发痒，发红，亦无化脓，而且剧烈的疼痛波及其他手指，各种诊治均无效，疼痛逐渐加剧，颜色逐渐发暗。有些病，久治不愈，超过常规，就要比别人多想一步，该用中医就用中医，该用西医就用西医，择其所长，有时该合用就尽快用上。要有足够的知识面去鉴别疾病的轻重缓急与用何种治疗方法。

可是临床有时难以把握其度，或有认识的偏差。例如，对于中老年人经常头晕的，拍个颈椎片子，就诊断为颈椎病，说人家颈椎有问题了。中老年人去拍片子，百分之百是骨质增生。其实，有临床症状者大约占20%。事实应该是，有临床症状的是病理，没有临床症状的就是生理，一看人家骨质增生，就把症状说成是此原因，甚至还说得如何如何严重，不得了了，快要瘫了。结果人家未做治疗，好好地存活几十年，也没瘫。此样的故事，常被人传为笑谈。因此，既要重视临床指征，又要做适当的影像学等医学检查，两相结合，不要偏废。但有一条，医学影像与实验室检查一定要结合临床，既要看影像图、检查值，更要看具体患者及其临床症状。

参考文献

［1］周仲瑛.中医内科学.2版.北京：中国中医药出版社，2007.

［2］杨扬.中医治疗风湿痹症的研究进展.中国医药指南,2012,10（18）：71-72.

［3］吴中朝，痹症：针灸疗法的优势病种.中国针灸，2018.38（12）：1340.

［4］赵定麟.现代脊柱外科学.2版.上海：上海世界图书出版公司，2006.

［5］吕佳，海英.巨刺法治疗中风后偏瘫的作用机制探析.中医研究，2011，24（1）：69-70.

［6］解秸萍.巨刺法神经解剖学机制探讨.上海针灸杂志,1997,16（2）：28-29.

［7］朱国祥，包烨华，曾友华.平衡针刺法对脑卒中后上肢高痉挛患者正中神经 F 波的影响.中华中医药学刊，2008，26（10）：2185-2187.

［8］陈立典，陈颖楠.偏瘫早期上肢功能的针刺治疗.中国康复，1998，13（1）：15-17.

［9］陈兴华.头皮针加巨刺治疗脑梗死偏瘫.中国康复，2007，22（2）：120.

［10］李连生.巨刺与非巨刺法治疗脑梗塞 198 例临床观察.中国针灸，1993，13（1）21-22.

［11］袁宜勤.《灵枢·官针》篇刺法应用规律及其特色.中医药学刊，2002，20（5）：654.

［12］郭长青，张莉，马惠芳.针灸学现代研究与应用（上册）.北京：学苑出版社，1998.

［13］赵艳鸿，王富春.下合穴与脏腑相关性探析.针灸临床杂志，2002，18（11）：4.

［14］赵京生，王富春.下合穴理论的研究.中国针灸，2011，31（7）：646.

［15］郭霭春.黄帝内经灵枢校注语译.天津：天津科学技术出版社，1999.

［16］元·杜思敬.洁古云岐针法［M］// 黄龙祥.针灸名著集成.北京：华夏出版社，1997.

［17］许捷思，卓玥，唐晓东.薤白药用化学成分及其价值的研究.科技信息（科学教研），2007（33）：372+454.

［18］张占军，王富花，葛洪，等.一种薤白中性多糖的结构鉴定及体外抗氧化活性研究.食品工业科技，2017，38（08）：77–81+86.

［19］喻昭.隔附子饼灸治疗绝经后骨质疏松症的临床疗效.中西医结合研究，2015，7（02）：72–75.

［20］王鹏程，王秋红，赵珊，等.商陆化学成分及药理作用和临床应用研究进展.中草药，2014，45（18）：2722–2731.

［21］袁志太.针刺加隔苇管灸治疗耳鸣180例.上海针灸杂志，2009，28（02）：103.

［22］杨扬.中医治疗风湿痹症的研究进展.中国医药指南，2012，10（18）：71–72.

［23］吴中朝.经筋释义十论.中国中医药报，2016–09–15008.

［24］吴中朝.痹症：针灸疗法的优势病种.中国针灸，2018.38（12）：1340.

［25］吴中朝.疼痛与骨关节病经穴证治原则与方法要览.中国针灸学会.2011中国针灸学会年会论文集（摘要），2011：4736–4739.

［26］吴中朝，杨兆民.试论《足臂十一脉灸经》"皆灸 × 脉"对针灸治疗学的贡献.江苏中医，1989（12）：19–22.